YI CI
YI XINLI

词
心理
一
一

王 可 ◎ 著

安徽师范大学出版社
ANHUI NORMAL UNIVERSITY PRESS
· 芜湖 ·

图书在版编目(CIP)数据

一词一心理 / 王可著. — 芜湖：安徽师范大学出版社，2020.8（2020.9重印）

ISBN 978-7-5676-3657-6

Ⅰ.①一… Ⅱ.①王… Ⅲ.①心理健康－通俗读物 Ⅳ.①R395.6-49

中国版本图书馆CIP数据核字(2020)第131016号

一词一心理

王　可◎著

责任编辑：潘　安　责任校对：辛新新

装帧设计：丁奕奕　责任印制：桑国磊

出版发行：安徽师范大学出版社

　　　　　芜湖市九华南路189号安徽师范大学花津校区　　　邮政编码：241002

网　　址：http://www.ahnupress.com

发 行 部：0553-3883578　5910327　5910310(传真)

印　　刷：广东虎彩云印刷有限公司

版　　次：2020年8月第1版

印　　次：2020年9月第2次印刷

开　　本：700 mm×1000 mm　1/16

印　　张：12.75

字　　数：196千字

书　　号：ISBN 978-7-5676-3657-6

定　　价：48.00元

如发现印装质量问题，影响阅读，请与发行部联系调换。

开篇的话

我最早接触心理学到现在，已经有几十年时间。从初期对于人性的着迷，到现在可以驾轻就熟地去应用与传播，我和很多同行者一样，走过了一段并不平顺的路途。

不平顺，意味很多，有来自心理行业本身发展的，有来自我个人学习和成长的，有来自大众对于心理行业认知的。不平顺，并不意味着不收获，对我来说，是一份探索和向上的动力，使我有机会见证行业发展的历程。

这个过程中，记忆较深的是在我刚踏入心理咨询行业的时候，带"心理"两字的机构是难以注册成功的，可见当时作为新生事物，大家对于它的认知还停留在陌生的阶段。现在检索心理机构的信息时，会发现类似心理咨询工作室、心理咨询有限公司等如雨后春笋，而我在多年努力之后，也在北京、山东两地组建了多家心理研究机构，开展相关的教学研究工作。近年来，国家相关部门联合发文共促大众心理健康服务，充分体现了国家相关部门对于大众心理健康的重视程度。

我写作《一字一心理》和《一词一心理》这两本书的时候，恰巧就处在这样一个心理学蓬勃发展的大背景之下。这本《一词一心理》是我上一本书《一字一心理》的姊妹篇。如果说《一字一心理》是我2015年之前的心理学研究的总结，那么这本书就是我2015年之后数年的心理学研究的总结。

本书由三十多篇独立的文章组成，每篇文章尽可能用一个"词"来承载我用于阐释相关心理问题的观点和技巧，行文的语言尽可能让普通大众接受，尽量避开晦涩难懂的表述。如用"呼吸"这个词，引出呼吸在平复心理、减缓压力方面的方法和技巧；用"未来"这个词，引出破解当下焦虑的方法；用"暗示"这个词，引出暗示的分类和多种暗示的方法；用"习惯"这个词，引出习惯管理的方法；用"瘦身"这个词，阐释瘦下来的心理学意义；等等。

在此需要说明的是，本书所说的"词"，相当于心理学研究的现象、概念，目的是引出相关的心理学知识，向读者介绍排解心理问题的技巧，而不是语言学严格意义上的"词"；即使有时候对"词"做一些来源、结构、用法上的分析，也多指向心理学上的"游戏"，而不是文字学上的研究。

写作这两本书的动机，源于之前授课的经历。当时不少学生向我反馈，感觉心理学方面技巧众多，繁杂而不好概括，对于刚接触心理学或催眠技术的人来说，难以找到抓手。他们希望，能有一本书可以介绍一些实用的技巧，能让自己快速有效地去掌握、深化、应用。

因此，我决定写几本书，在简明的、概括的字或词中融入心理学理念和技巧。第一本书《一字一心理》面世后，得到了很多朋友和心理学同仁的支持和肯定。虽然《一字一心理》有些内容现在读来还略显稚嫩，有未能言尽之处，但大家对于该书的热情深深感染了我。

《一字一心理》出版后，有的朋友一次购买多本，作为赠送亲朋的礼物；有的把它当作睡前书，反复阅读；有的专门在所在的城市组建读书小组，组队学习。这些鼓励，是动力，亦是鞭策。

值得欣慰的是，经过由一段时间的艰辛创作之后，《一词一心理》这本书终于定稿了，要和大家见面了。像上一本书一样，本书每篇文章也配了一幅我所拍摄的照片，让大家在阅读并识记心理学技巧的同时能欣赏我所在城市的风貌。

最后谨以本书致敬所有教过我的老师，是他们让我得以窥见心理学殿堂的大门，是他们让我可以在心灵探索的路上坚持不懈；感谢所有因缘相识的学员和我的来访者，是他们让我可以不断前进，可以在助人的道路上走得更远；同时，我想感谢我的家人，在写作过程中，他们给予我的包容和理解。

　　我是王可，在城市的一隅，书写并记录着生活的点滴。

目　录

一词一心理

舒压放松有方法

每次感到压力和紧张的时候，您可以主动调节呼吸的深浅和快慢，做几次深呼吸，带着微笑看自己，看向自己的内心，感谢自己在过去的日子经历了很多，成长了很多。感谢自己在人生前行的道路上，感受了孤独，经历了风雨，踏平了坎坷，同时感谢自己勇敢地坚持了下来。

用"呼吸"大减压

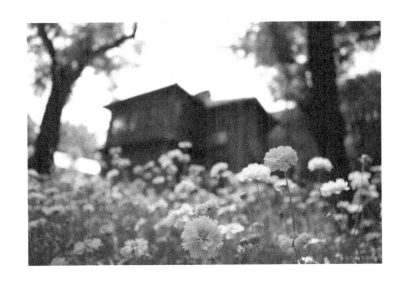

呼吸，每个人都不陌生，它是人赖以生存的重要本能。

董仲舒《春秋繁露·人副天数》曰：

> 鼻口呼吸，象风气也。

意思是说，人的身体结构与天地有相同的模式，鼻口可以呼吸，象征风和云气。

可是，如果提起对于自身呼吸有较多了解，好像了解的人并不多，就像现在，如果我不提起，估计你不会去关注自己呼吸的方式、节律等。

呼吸是非常奇妙的身体机能。当你不去关注它的时候，它隐藏在你的意识之外，由你的潜意识管理；当你有意关注它的时候，它会跃然而出，可以通过你的意识有意去管理它的快慢、深浅，进而影响你的身体状态。

1.呼吸是新陈代谢的力量之源

呼吸在我们的身体和外界之间起了很好的媒介作用。通过呼吸，我们和自然界互动互通，组成一个完整的系统。在这个过程中，最主要的作用，就是为我们的身体输入氧气，输出二氧化碳。

随着人类生活方式的转变，有些人，吃饭就点外卖，买生活用品就网购，甚至处理工作都可以在家里进行，足不出户就已经完成了大部分事务。对这些人来说，一天中算得上运动的，就是按手机的那双手了。这种生活带来的呼吸方式的直接改变就是耗氧量、换气量减少，多用胸式呼吸，呼吸浅短。

试想一下，这样的人在面临压力，身体需要消耗更多氧气的时候，难免会因呼吸习惯而导致供氧不足，进而出现身体不适等症状。

而行之有效的改变方法就是改变呼吸方式，如缓慢深长地呼吸，让外界的氧气能够更多地进入身体，实现身体和自然充分交流，保证身体在应对压力时能持有积极状态。

2.呼吸是调节身心的桥梁

我们知道，人体中有一套高度自动化的系统，我们称之为自主神经系统，它就像是一辆智能汽车的自动驾驶功能，控制和管理着人的血液循环、消化、呼吸等生命活动，包含交感与副交感两个部分。这两个部分就像自动驾驶汽车负责加速和刹车的两个控件。在日常中，它们恰到好处地交替调节，有压力的时候就增加动力来应对，而需要休息的时候就踩下刹车。

一词一心理

说得再详细一点就是，踩下加速踏板的时候，交感神经系统被激活，释放肾上腺素，身体这辆汽车就会获得更多的动力输出，这时呼吸、心跳加快，身体迅速调整到运动模式，开始准备好"战斗"或是"逃跑"（就像是汽车的"前进"或者"倒车"）。而呼吸、心跳就像是发动机的负荷，随着时间的推移，难免会因超负荷运转而疲劳，产生损耗，甚至损害。这就需要适时踩下刹车踏板，激活副交感神经系统，释放乙酰胆碱，降低心率、呼吸频率、肌肉紧张度等，让身体彻底放松。

所以每次感到有压力和紧张的时候，你可以主动调节呼吸的深浅和快慢，如做几次深呼吸，这时你的副交感神经就会被激活，而副交感神经系统有合成代谢的功能，可以促进细胞获取能量，这时绷紧的神经可以得到舒展，心态逐渐平和，焦虑的情绪得到缓解。因此，通过深呼吸，降低呼吸频率，平缓呼吸，可以减轻失眠等症状。

3.呼吸是人的脾气性格的外显

性格急躁的人，其呼吸节律常常处于一个不稳定的状态，这样的人在面对压力事件的时候，会因为这种不稳定的状态而导致情绪失控。基于这样的观察，我们可以有意改变呼吸的方式，从而影响自我的脾气秉性，达成缓解急躁情绪的作用。

有人说：

> 呼吸该是轻柔的、平稳的、顺畅的，像潺潺流过沙地的小溪一般。你的呼吸应该非常安静，静得连坐在你身边的人也听不见。你的呼吸应该优雅地流动，像条河流，像水蛇游走水中，而不是像崎岖不平的山脉或马儿的飞奔疾驰。

此话有一定的道理。

另外，呼吸是搭建在潜意识和意识之间的桥梁，可在我们需要的时候恰到好处地完成两者之间的交互。每一次呼吸又好比是"从生及死"的模拟：吸气的时候是一次"生"的开始，而呼气的时候是一次"死"

的终结。可以说每一次的呼吸都是一次"轮回"，就像是春夏秋冬四季循环一样，生命在这个过程中不断发展，而人的情绪也可以在这个过程中随着每一次的深呼吸而发生积极的变化，甚至可以有效减缓压力。

4.如何利用呼吸来进行舒压放松

第一个原则：慢。

在古代，有一种呼吸的方法叫"五十营呼吸法"。

《黄帝内经》中有这样一段文字：

> 黄帝曰："余愿闻五十营奈何？"
>
> 岐伯答曰："天周二十八宿，宿三十六分；人气行一周，千八分，日行二十八宿。"

这段话的意思是说，黄帝和岐伯有一次对话，问呼吸的快慢。岐伯就告诉黄帝说，我们要慢呼吸。慢到什么程度呢？一个昼夜要运行五十个周次。

上述内容是否正确，我们不做评论，但是古人强调"慢呼吸有益于身体健康"这个观点值得研究。有人研究，得出结论：对于大多数普通成年人来说，6.4秒一呼一吸为最佳。

看到这儿，不知您的呼吸频率是多少呢？可以想象的是，大多数人的呼吸频率大于这个数字。虽然我们不用这么慢去呼吸，但慢下来的呼吸有助于调整自我的身心状态。所以我们要想通过调节呼吸来舒压放松，首先要考虑的就是让自己的呼吸慢下来，这样做不仅可以稳定情绪，还可以改变在压力状态下养成的短促呼吸的习惯。

第二个原则：深。

"深"的意思就是吸气的时候尽量深吸，让气体尽可能充满肺部，而吐气的时候尽量吐尽，让身体的废气尽量排出。通过这样的深呼吸，能逐步增大肌肉的收缩力，有利于胸肺的有效扩张，逐步增强其弹性，增加肺活量，激发呼吸器官的潜力。

深呼吸的过程也是集中注意力的过程，有助于人把注意力从纷繁的事务中转移出来，集中到此时此刻身体的细微感受上。

再者，深呼吸也可以快速激活副交感神经，让人能够迅速缓解紧张，达到身心平衡。

第三个原则：匀。

"匀"的意思就是要均匀地呼吸。均匀地呼吸需要我们身心保持协调状态，要把所有注意力放在呼吸上。保持单一念头，会是不错的方法。

第四个原则：腹。

"腹"的意思就是多用腹式呼吸。

腹式呼吸是让横膈膜上下移动。吸气时横膈膜会下降，把脏器挤到下方，因此腹部会膨胀，而非胸部膨胀，而吐气时横膈膜会比平常上升，可以进行深呼吸，吐出较多易停滞在肺底部的二氧化碳。

研究表明，腹式呼吸可以使横膈膜等肌肉群在呼吸时运动到最大幅度，这有助于让我们的身体调整到协调的状态。

呼吸的方法有很多，给大家简单介绍几种，附在下面。

腹式呼吸法

（1）坐在椅子上，脊背挺直，头部上抬，目光平视，嘴巴微张，用鼻孔深深吸气。在吸气时，缓缓膨胀你的腹部，体验腹部肌肉在吸气时向外扩张的感觉。

（2）当吸气到顶点的时候，嘴巴微张，从口中缓缓把气体呼出来；呼气时，慢慢收回腹部，体验腹部肌肉收紧的感觉。

（3）每一次吸气时都按照我们上面讲的原则：慢、深、匀，腹部尽力向外扩张，吸气完成后可以闭气3秒钟然后再开始呼气。

（4）呼气的时候，用嘴尽量把气吐干净，同时腹部尽力向内收，呼气完成后闭气3秒钟，然后开始下一次吸气。

（5）循环往复，直到身体放松。

肩式呼吸法

（1）坐在椅子上，脊背挺直，头部上抬，目光平视，嘴巴微张，用鼻孔深深吸气。

（2）吸气时，双肩缓慢抬起，慢慢收回腹部，让氧气充满胸口。

（3）当吸气到顶点的时候，嘴巴微张，从口中缓缓把气体呼出来；在呼气时，缓缓放松双肩，慢慢扩张腹部，体验身体放松的感觉。

（4）每一次吸气时都按照我们上面讲的原则：慢、深、匀，同时双肩缓慢抬起，慢慢收回腹部，吸气完成后可以闭气3秒钟，然后再开始呼气。

（5）呼气的时候，用嘴尽量把气吐干净，同时缓缓放松双肩，慢慢扩张腹部，体验身体放松的感觉，然后再开始下一次吸气。

（6）循环往复，直到身体放松。

太阳式呼吸和月亮式呼吸

有这样一个有趣的传说：右鼻孔吸气，兴奋神经，产生热能和能量；左鼻孔吸气，产生清凉和镇定。所以，右鼻孔叫太阳的鼻孔，左鼻孔叫月亮的鼻孔。

这个传说不具有科学性，但是我们可以充分利用这个传说来进行有效的呼吸。

我们用右边的鼻孔吸气，就叫太阳式呼吸。用这种方式呼吸时，用大拇指指尖轻轻地按右鼻孔，这样通道保持半闭状态，不要把大拇指指尖从鼻子上移开。用无名指和小拇指闭上左鼻孔，这样空气就不能进入。慢慢地用半个右鼻孔吸气，把整个肺都充满。在吸气后，用大拇指指尖轻轻地压住右鼻孔，完全压住，现在两个鼻孔都被堵上了。等一秒钟。把左鼻孔上的手指慢慢放松，通过左鼻孔慢慢呼气，呼气时要慢、深、匀。如此循环反复，直到身体放松。

　　用左侧鼻孔吸气、右侧鼻孔呼气，就叫月亮式呼吸，其手指动作从左鼻孔开始，凡太阳式呼吸的右鼻孔换成左鼻孔，左鼻孔换成右鼻孔，具体可参见太阳式呼吸。

　　您可以按照上面几种方法进行呼吸练习，勤加练习，有助于调节身心状态。

千头万绪巧"混乱"

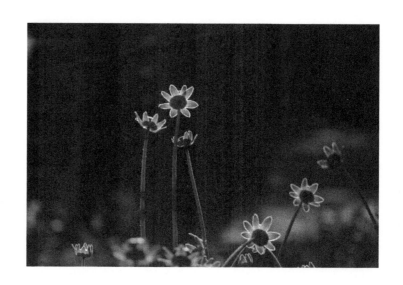

"混乱"，无条理、无秩序的意思。

《抱朴子·审举》曰：

> 夫铨衡不平，则轻重错谬，斗斛不正，则少多混乱。

意思是说，秤杆如果不平的话，轻重就要弄错；斗斛如果不放正，容量的多少就会混乱。

同理，语言不合常规逻辑，会造成混乱。人们都不喜欢混乱的感觉，这是一种让人难以忍受的、不愉快的内在体验。处于混乱当中的人，会有非常强的欲望去消除混乱。

消除混乱的方法，就是停下来，向自己的内心聚焦，从自己已知的经验中寻找答案；如果无法寻得，这时候人的潜意识会倾向于接受任何可能会降低混乱状态的建议。

基于上述方法，我们可以利用混乱来卸下那些无益的旧思维，进而降低思维僵化的程度、打破惯常的模式。

有这样一则故事：

一次，有一僧人问禅师："听说师父继承了南泉普愿禅师的衣钵，是否真是这样？"

禅师答："镇州出大萝卜头。"

僧人再问："万法归一，一归何处？"

禅师答："老僧在青州做了一领布衫，重七斤。"

僧人再问："什么是祖师西来意？"

禅师答："庭前柏树子。"

这则故事中，禅师与僧人对话时总是"答非所问"，旁人看来这两人一定"非疯即傻"，荒谬得很。对话中的两人却乐此不疲，一个坚持问，一个混乱答。

其实，故事中的禅师和僧人并非在玩文字游戏，而是在问答中感受开悟的意义。

僧人问的第一个问题："听说师父继承了南泉普愿禅师的衣钵，是否真是这样？"这句话听起来很平常，类似早上见面打招呼："吃饭了吗？"这种常规问话，是人惯常的思维模式，一般人听到这样的招呼，会习惯性回答："吃了。"却很少有人思考：为什么要问这样的问题，这样做的意义是什么？所以，禅师跳出常规，回答"镇州出大萝卜头"时，就已经打破了僧人原先的旧思维，意在降低僧人的思维僵化程度。

第二句问话中，僧人依然在坚持旧思维，问："万法归一，一归何处？"禅师便继续利用混乱来化解僧人的僵化思维，答："老僧在青州做了一领布衫，重七斤。"

反复几次后，僧人的僵化思维被一点点打破。接下来禅师和僧人的对话，可以直指内心，从而取得开悟的效果。

1. "混乱"该如何实施

第一步，识别。

人有非常多的僵化的模式，涉及认知、感觉、关系、情感等方面，大致分为常态和个性化两种。

常态模式，人人具有。如当一个人伸出手的时候，我们会很自然地伸手回应；初次见面的时候别人问好，我们会友好地点头。

个性化模式，个别人具有。如有人生气的时候，会来回走动；有人神情沮丧的时候，会拽头发；有人比较遵循时间，有人比较遵守规矩；等等。

实施"混乱"的第一步就是需要先识别出对方的惯有模式，用一句简单的话理解，就是"到对方的世界里去"。

第二步，跟随。

"跟随"的意思就是按照我们识别出来的僵化模式按常规进行回应。如对方伸出手和我们握手的时候，我们伸手回应；一个人生气时来回走动，我们可以说："你生气的时候可以来回走动。"

这一步主要是让体验者感受到他的行为模式是被尊重的，用一句简单的话理解，就是"看他是怎么看世界的"。

第三步，中断。

"中断"就是打破常规。如对方伸出手和我们握手，我们也伸手回应，并紧接着拿起对方的手，让他看向掌心；一个人生气而来回走动时，我们一边说"你生气的时候可以来回走动"，一边用手指向另一边说"你或许想要坐下来思考一下"。

这就像是前面讲的僧人和禅师对话的故事。僧人问禅师："听说师父继承了南泉普愿禅师的衣钵，是否真是这样?"禅师答："镇州出大萝卜头。"这就是中断，这会使一个人感到"混乱"。

这一步是打破僵化的过程，用一句简单的话理解，就是"中断他惯有的模式"。

第四步，加强。

"加强"，就是不断增强"混乱"的效果。

这一步简单理解就是"打破僵化思维，带领对方走出他的固化模式"。

第五步，利用。

"混乱"是为了后面的因势利导，未被"利用"的"混乱"将失去意义。

这一步简单理解就是"构建新的思维模式"。

以上便是实施"混乱"的五个步骤。

2. "混乱"如何应用到不同方面

"混乱"，可以用来缓解疼痛。

如一个人正在经历疼痛，我们可以用这样的语言来引导：

"我看到你疼痛的时候会紧皱眉头（识别），这代表着一部分的你察觉到在过去体验的疼痛（跟随），也许另一部分的你现在已经开始学习疼痛后的舒服（中断）。但你的确不知道会在之后的半小时内，还是在之后的24小时内，感到更舒服（加强），还是说24小时的舒服就集中在这半小时内，或者在半小时的舒服后会持续24小时（利用）……"

"混乱"，可以用来缓解紧张。

曾经有人问我：

"王老师，您是从什么时候开始讲课不紧张的？我感觉自己不管怎么锻炼，一上台就手抖得厉害，话筒都拿不稳。"

我当时是这样回答的：

"在成长的路上，我和您一样摸索前行，刚开始讲课的时候，一上台手抖得厉害（识别），我甚至怀疑为什么不管怎么锻炼，还是那么紧张（跟随）。而之后学心理知识给我最大的收获就是，可以带着这个问题继续，紧张了就紧张着来，谁说讲课一定要放松呢？不放松或许也不失为一种特色（中断）。过去偶尔紧张，并不会影响现在经常放松，紧张的时候不放松就不放松吧，反正都已经如此了（加强）。所以，忌讳谈紧张或许就是一种不放松，当我们能轻松谈紧张的时候，或许就可以放松了（利用）……"

"混乱"，可以改变记忆元素。

上面两个应用，我仅举例演示，下面介绍一个"混乱"可以改变痛苦记忆的方法，这个方法常称为"拼图法"。我会用我总结的实施"混乱"的步骤来拆解一下。

在人的经历当中，常有些已发生的事件会留存在记忆当中，影响人的情绪和感受。这个方法就可以通过空间"混乱"的方法，对记忆画面中的景物进行位置上的改变，以扰乱和改变我们的记忆元素，进而改善内心状态。

其操作方法比较简单：

第一步，回忆引起不适的情景（识别）。

第二步，把情景划分为9个部分，就像九宫格一样（跟随）。

第三步，详细描述每个部位的构成元素（动态、静态均可）（跟随）。

第四步，快速移动这9个部分，打乱原有的顺序（中断）。

第五步，测试效果。如效果不佳，可以重复第四步（强化）。

第六步，未来模拟（利用）。

例如，一名员工回忆起和同事发生争执的情景，画面的9个部位依次如下：

左上：文件柜。

左中：一盆吊兰。

左下：靠门的地方，有一张桌子。

中上：窗户，同事的面部。

正中：同事的肚子，指向自己的双手。

中下：同事的双脚。

右上：靠窗的办公桌。

右中：办公用品，文件。

右下：办公椅，衣服。

接下来就可以引导这名员工把9个部位的内容移动，以达到"混乱"的效果，至于移动的方位，并无特别的意义。

把左上的文件柜放到右下。

把右下的办公椅上的衣服放到右中。

…………

经过几轮空间位置"混乱"之后，就可以测试这名员工的内心状态是否有所改变，痛苦情景是否依然清晰。如果还很清晰，内心依然感觉痛苦，可以重复上面的步骤，直到痛苦情景记忆元素被改变。

最后的未来模拟，可以让体验者去畅想一下：未来的成功景象。如：没有了这个烦恼以后，会是怎样的？或经过情绪调整之后，再次面对同事时，内心会是怎样的？等等。

需要注意的是，有的人本身已处于"混乱"状态，则不要再实施"混乱"，而对于内心评判心重、思虑过多的人，则可以巧妙采用"混乱"的方法，达到"活化"僵化思维的目的。

"未来"畅想曲

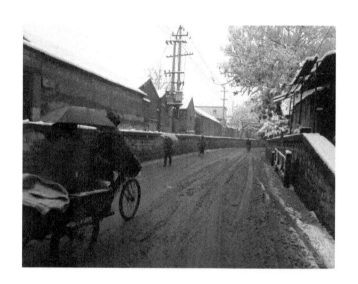

　　"未来"，是一个时间概念，是基于现在而往后的时间，是相对于现在而言的后一个时刻或一个时间段。

　　"未来"是那样迷人。有人说，未来就像明日的太阳，一定会来，依然阳光，风雨无阻，充满希望；也有人说，未来就像站在十字路口，看众人来来往往，不知所踪。正因为"未来"的不可知，才勾人遐想，引人深思。

　　自古至今，为了能够预知未来，人们想尽了办法。

　　古人预知未来的方法之一就是占卜。占卜最初的目的是"问神"，即通过神明的指示或帮助，来解答心中的疑惑。在神明不可见的情况下，古人设计了各种旨在连接人神的手段及工具，如兽骨、卦象等。随着"问神"次数的增多，很多的疑惑都是指向未来的，为了更好地安身立命，在自然界中生存下去，于是占卜便产生了"预测未来"的需求。

有一部影片叫《预见未来》，影片中的男主角就是一个拥有独特超能力的魔术师，他能够预测未来几分钟内发生的事，从而根据预测做出最优决策。

有一部科幻小说叫《时间机器》，讲一位科学家提出一套关于四维空间和时空穿梭的理论。按照这个理论，人可以在三维空间里运动，也可以在时间隧道中穿梭。于是时间旅行者造出一个时间机器，并乘它飞到了未来的802701年。

当然，现在看来，占卜的迷信色彩很重，并不能准确预知未来，电影或小说中的"未来"也属于臆测或猜测而已，并不可靠。但是，这些反映了古往今来的人对"未来"的热烈憧憬，可以说，"预知未来"具有很大的"市场需求"。

可是，人真的能预见未来吗？

我们知道，中国古代有一部经典《易经》。从某个角度来说，《易经》选编的是"过去"的预测以及测算的记录，是当事人对未来结果的验证。这是否在告诉我们，未来是过去及现在的结果，或者说，关于未来的种种猜测，需要依靠过去提供的丰富资料。

古代的《推背图》，用六十象，每象有一个卦象、一幅图像、谶语和"颂曰"律诗一首，对唐朝及后面朝代发生在中国历史上的主要事件进行了预言，向后人预示人类历史将走向"人不分黑白、地不分南北、无城无府、无尔无我、天下一家、万教归一"的大同世界，而这正是道家的政治理想。这似乎在告诉我们，在预测未来的活动中，预测者自身的愿望、期待、目的等因素会掺杂其中，未来只是其本人内在动力的外显。

不管能不能准确预见未来，人类从未停下畅想未来的脚步，同时我们可以基于人探索未知的动力，用一些富于前瞻性的方法一探未来，让来自未来的启示成为我们现在活出并活好的动力。

下面介绍一种简单而直接引导自己或他人畅想未来的方法。

1.关注呼吸

可以让体验者把分散的注意力收回来，放在自己身体的反应上，这样有助于专心致志地开始接下来的体验。

您可以这样开始：

> 闭上眼睛，注意自己的感觉，让内心归于平静，好像已经进入另外一个奇妙的世界。注意呼吸，很深、很深地呼吸，要用有规律的深呼吸，慢慢地把空气吸进来，想象可以把空气中的氧气吸进来，让美妙的氧气经由血液循环，输送到身体每一个部位、每一根神经纤维、每一个细胞；再慢慢地把空气吐出去，想象把身体中的二氧化碳、所有的疲劳和烦恼统统吐出去……

循环几次，直到身体完全放松。

2.从现在开始

可以让体验者先连接到现在，然后通过"混乱"，把现在和未来联系起来，这样有助于体验者放下评判，进一步激发想象，提升专注度。

您可以接着"关注呼吸"之后进行：

> 一边体验呼吸的放松，一边可以回忆早上吃早饭的经历，而这个经历是每个人都曾有过的体验，或许今天早餐吃的东西和过去某一天吃的种类是一样的，当然也可能会和未来某一天或者更久远一天的早餐一样。所以，不管是这周还是上周或是下周真的不重要……因为对于每一周的时间来说，星期一的明天是星期二，就像下周的星期二的昨天是星期一一样……

基于这样"混乱"的语言，可以巧妙地将过去、现在、未来予以连接，同时可以利用加载的信息，让体验者的专注度更高。

3. 扩展到年

可以让时间的宽度增加，从日到月再到年，增加未来畅想的长度，同时利用"混乱"进一步制造信息的超载，削弱惯性思维的干扰。

你可以这样继续：

> 一个月中的每一周，就像一个星期中的每一天一样，遵循着同样的规律，而一年中的每一个月，就像八月在九月的前面而在七月的后面一样，今年如此，明年如此，后年也如此……

4. 未来畅想

你可以继续：

> 现在已经有机会去发现非常重要的事情，可以享受潜意识能如此轻松地去体验。令人好奇的是，假如可以去想象五年或者更久远的事情，那会是怎样的一个景象呢？或许可以发现在那个独特的时间点，有那么好的感觉，就像那一天真实呈现在面前一样。只是那会是一年当中的哪一个月份呢？如果是具体的一个月当中的一周，那么会是星期几呢？我不确定你是否可以形成这样的想象，还是说可以明确知道那是星期几？

当体验者在想象中给了一些回应之后，可以引导体验者继续想：

> 是在室内还是室外呢？是在看着自己创造的生活画面还是在画面里面呢？这是哪里？正在干什么？和谁在一起？注意倾听，有没有人在说话？在说什么？假如在这段未来的时光里，可以遇到父母、配偶、子女、邻居、同事，他们会怎么来看自己？会谈些什么？

最后，我们可以让体验者想象同未来的"自己"交谈，去问未来的自己一些问题，有关于未来的或有关于现在的。

5.回到现在

请体验者带着既得的感悟，回到现在。未来畅想是为了我们能够活出并活好现在，所有来自未来的启示都可以让我们多一份觉知，觉知现在可以做一些事情，做一些规划，从而为未来做准备。

内外两"感官"

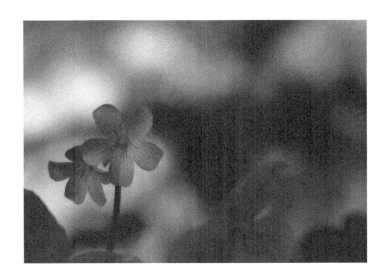

    "感官",是感受外界事物刺激的器官,包括眼、耳、鼻、舌、身等。眼是视觉,耳是听觉,鼻是嗅觉,舌是味觉,身的各个部位是触觉。我们通过这五个感觉器官来感知世界、认识世界。人生所有的经历,所积累的各种经验、各种记忆,都是由这五个感官接收到的信息加工而成。

1. "内感官"的提出

    感官好比接收器,相对应的就会有储存接收信息的器官,我们称为

"内感官"，前面所说的眼、耳、鼻、舌、身等则称为"外感官"。"外感官"是真实存在的，这里所说的"内感官"并非真实存在的器官，而是我们用以区别"外感官"所定义的概念。

"内感官"包括以下五种：

经由视觉接收的讯息，在脑中化为视觉画面，用视觉画面储存这些讯息，我们称为内视觉；

经由听觉接收的讯息，在脑中化为声音，用声音储存这些讯息，我们称为内听觉；

经由触觉接收的讯息，在脑中化为感觉，用感觉储存这些讯息，我们称为内触觉；

经由嗅觉接收的讯息，在脑中化为气味，用气味储存这些讯息，我们称为内嗅觉；

经由味觉接收的讯息，在脑中化为味道，用味道储存这些讯息，我们称为内味觉。

我们平常回忆与学习，即思考的过程，就是信息储存与提取的过程，这个时候主要运用的就是我们的五个"内感官"。在这五个"内感官"当中，内嗅觉和内味觉属于次级感官，因为它们较为原始，效率较低，也正因为这个，我们常常仅谈论三个主要的"内感官"：内视觉、内听觉、内触觉。但是，我们可以将内嗅觉和内味觉的资料包含在内触觉中加以分析。

2. "内感官"是怎么储存与提取资料的

下面以实例显示"内感官"是怎么储存与提取资料的。

现在请回忆一次愉快旅行的经验。

可能有些朋友会立刻在脑海中浮现出一些视觉画面，当然也会涌出一些声音和感受。

假如更细致地描述，可能会有的人这样叙述："那是一个傍晚，夕阳把天空照得火红，远处传来海水拍打海岸的声音，身上被海风吹得非常舒服，空气中弥散着海水的味道，感觉开心极了。"

这些就是储存在内感官中的资料组成的一次回忆。同时我们发现，让我们回想一件如逛商场的经历，虽然当时我们的五个感官帮我们接收了非常多的信息，但是如果想回忆起每一个细节，描述出碰到的每一个人，非常困难。

这是因为我们通过五个感官所接收的信息，能被意识知悉的非常少。即使有选择地运用五个感官感知世界，如有意识地去感受脚的感觉，可当我们感受脚的感觉的时候，往往会忽略身体其他部位的感觉。因此，我们能意识到，自己接收到的信息，远比实际接收的要少得多。

基于此，就出现了这样的情况：我们接收到的外界信息，有很大一部分被潜意识接收了，虽然我们的意识没有觉察，可潜意识已经推动我们的身体做出了反应。

生活中有这样一些常见的例子：旁边的人打哈欠，我们当时可能正在忙其他的事情，没有有意识地注意到打哈欠这件事，可过一会儿我们也会跟着打哈欠；某个人看起来其貌不扬，可气场强大，虽然我们没有有意识地观察与思考，可这人举手投足中传递的自信信息，其实早被我们的潜意识所捕捉。

3.启示

第一点，假如我们可以在意识层面觉知到更清晰、数量更多的信息，我们提取和运用的时候，应用于回忆与学习的资料就会越多，思考时的思路就会越清晰。

就拿写作来说，假如我们在外出的时候可以接收到更多、更清晰的、能被意识觉知的视觉信息，那我们通过内视觉提取的时候就会得到更多的视觉素材，内听觉、内触觉也是同样的道理。

下面的方法，有助于提升视觉、听觉、触觉三大感官的敏锐程度：

提升视感官的敏锐程度：进入一个房间，在门口观察数秒，然后闭上眼睛，由另一人随意移动几处屋内物品（可从大物品开始练起，然后移动小物品）。移动好后通知体验者睁开眼，让体验者在30秒内说出全部移动之处。

提升听感官的敏锐程度：3~5人一组，一个体验者闭上眼睛后，另几人（由少至多，可根据练习效果逐渐增多人数）随意地站立在体验者旁边，几人轮流大力击掌并说出自己的姓名，每人之间要稍做停顿，留给体验者搜集信息的时间。然后听几人随意击掌，请体验者说出击掌者姓名。

提升触感官的敏锐程度：3~5人一组，一个体验者闭上眼睛后，另几人（由少至多，可根据练习效果逐渐增多人数）随意地站立在体验者旁边。几人轮流用手掌按压体验者肩膀并说出自己的姓名，每人之间要稍做停顿，留给体验者搜集信息的时间。然后请几人随机按压肩膀，请体验者说出按压者姓名。

第二点，我们在调动放松和紧张两种不同性质的记忆的时候，我们的感官会有不同的启动顺序。

举个例子，请回忆一件令人感到紧张的事情，可能有的人会自言自语"吓死人了"（内听觉），接着会感觉到呼吸急促（内触觉），然后脑海中会回忆起过去很多失败的场景（内视觉）。

相反，请回忆一件快乐轻松的事情，可能有的人会说，首先感觉身体很放松（内触觉），然后脑海中会浮现出快乐轻松的画面（内视觉），最后会自言自语"真的很放松"（内听觉）。

从上面的描述我们可以看出，人在经历不同事件的时候，记忆的方式会有所不同，而最大的可能就是感官启动的方式不一样。就像前面的例子，紧张的时候，启动记忆感官的顺序是听感官、触感官、视感官；轻松的时候，启动记忆感官的顺序是触感官、视感官、听感官。

结合感官的这种启动特性，我们可以事先探索一下自己在有压力紧张时和快乐放松时感官启动顺序的不同。当下次有压力而感到紧张疲乏时，就可以用放松时的感官顺序来替换紧张时的感官顺序，来减轻自我压力了。

用前面的例子来说，当感到紧张时，首先要先停止自言自语（内听觉），而是切换到放松时的触感官，让全身肌肉放松，然后以放松的状态，从旁观者的角度在想象中观察自己的姿势是否放松了（内视觉），最后对自己自言自语："我放松自己。"由此，就可能从紧张状态中脱离出来了。

第三点，切换感官通道，可以有效断开负面联系。

生活中常有这样的情景：有的人在回忆痛苦画面的时候，会陷入其中难以自拔，这时的表现常常是闭着眼睛，哭泣不止，当事人甚至会说"我一闭上眼睛就会看到那个画面"。此时，我们就可以用切换感官通道的方法来帮对方断开负面联系。

首先让当事人用大量的细节来描述他脑海当中所浮现的痛苦画面，然后用以下任一种方法来切换感官通道：

方法一：鼓励当事人继续做放松性的深呼吸，并把注意力放到肩膀上（假如对方允许的话，我们也可以把手放在其肩膀上），然后让他感受肩膀上手按压力度的变化，这可以帮助当事人中断原有的痛苦情绪出现的内部循环，从而将注意力从视觉画面切换到触觉上。

方法二：鼓励当事人继续做放松性的深呼吸，并把注意力放到你不断变换方位、变换强度的打响指的声音上，让他用心去听声音的变换，从而将注意力从视觉画面切换到听觉上。

一边给当事人暗示"安全"，一边问一些无关紧要的事情，如："你最喜欢的一本书是什么？"用来打断视感官关注的状态，可以让体验者抛弃痛苦的反应，快速有效地从视觉画面中抽离出来。

综上所述，感官是人认知世界的重要器官，当我们学习并学会巧妙利用我们的内外感官的时候，我们便有了改变身心状态的方法，有了成功快乐的能力。

"微笑"扫描器

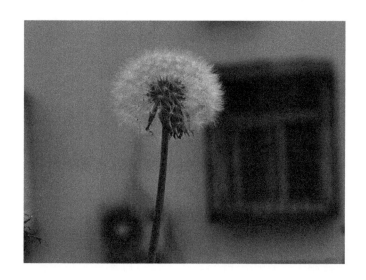

当写这篇文章的时候，我的电脑里一直循环播放一首歌曲《你笑起来真好看》。微笑，是人与人之间表达愉悦、欢乐、幸福的方式，是人类面对事物的态度，是我们具有的纯净的精神力量之一。微笑，不分文化、种族或宗教，是国际通用的语言。当疲乏劳累的时候，当忧郁烦闷的时候，当争端来临的时候，一个微笑或能融化所有。

扫描器，是一种能够快速准确地发现扫描目标存在漏洞的仪器。"微笑"扫描器，顾名思义，就是用微笑来扫描我们的身心，看看有哪一个地方存在"漏洞"。可能会有人好奇：微笑怎能扫描身体？又能发现什么漏洞呢？这其实是我基于一种古老的冥想方法整合出的、可用于自我觉知的心理技巧。微笑作为扫描载体，可以帮助我们觉察身心状态，清理负面情绪。

接下来，请您找一个舒服的姿势坐下来，同时摘下眼镜、手表、手镯、项链等。微笑扫描之前，您可以用双脚踩一下地板，去感受一下来自地板的有力支撑。两手平放在腿上，让肩膀尽量放松，闭上眼睛，保持深呼吸。用鼻子吸气，用嘴呼气，吸气的时候舌尖轻抵上颚与嘴巴的中间，呼气的时候舌尖缓缓下落。

1.体验微笑

觉察一下自己的面部表情，是否正处在嘴角上扬、微微含笑的状态呢？假如您感觉自己的表情有些僵硬，则可以把注意力放在面颊上，呼气的时候去感受左边的面颊或右边的面颊，放松再放松。

在体验放松的同时，您可以让嘴角绽放一个微笑，让自己完全沉浸在这个微笑里；您甚至可以想象自己就坐在椅子上，可以从外面看到微笑的自己，看到自己的面部表情。觉察一下，此时的自己露出的微笑是否如自己期待的一样呢？当然您也可以让椅子上的自己笑得再灿烂一些，就像您正在微笑着看一位多年的老朋友，而他也正在微笑着回应您。

2.允许放松

想象自己可以带着微笑从上而下扫描身体，扫描到哪里哪里就完全放松下来。遇到有些部位有点紧，就请给它一个欣赏的微笑，并且允许它可以在此时此刻完全放松。

用微笑一块肌肉一块肌肉地扫描，直到每个部位都获得允许，直到每个部位都开始放松。

3.微笑扫描

放松您的前额，用微笑去融化紧皱的眉头，感觉这个微笑的力量透过您的眉心，进入您的脑海深处，进入过去的每一件事当中，微笑所到之处，所有的积怨瞬间化解，所有的忧愁烟消云散。

让微笑依次扫描鼻子、嘴巴、舌头，直到喉咙。让喉咙开始放松，打开，想象正微笑着看着喉咙，感觉微笑正充满您的喉咙。感谢您的喉咙在过去的日子里，赋予您力量，去表达真实的想法，在该拒绝的时候能勇敢地说"不"。

让微笑继续往下扫描，来到您的胸腔，感觉您的胸腔在微笑中开始舒展，同时这股能量开始变大。可以把微笑送给您的胸腔，感谢它在过去的日子里帮您容纳很多，融化很多。

让微笑继续扫描，来到您的心脏——心跳的位置。微笑中，您的心脏充满欢乐，心脏开始变得柔软。您可以带着微笑去感谢心脏，感谢它在过去的日子里，每天24小时不间断地工作；感谢它越来越敞开，去接受对它有益的信息。

让微笑扫描您的胃，感谢它在过去的日子里帮您容纳并且消化，感谢它帮您汲取需要的营养，也感谢它承担了很多您的身体并不需要的成分。就让微笑用适宜的温度滋润您的胃，并带来无限的容纳的快乐。

现在，让微笑的力量，从胃里慢慢地来到肺部。请对肺部的每个细胞微笑，感谢它源源不断为身体提供氧气，排出二氧化碳，感觉您的肺正变得柔软，富有弹性，变得湿润，变得轻松，感觉整个肺部充满新鲜的氧气。

让微笑扫描您的肝脏，请带着微笑，虔诚地对它表示感谢，感谢它一直以来尽心竭力地帮您净化，净化所有有害的物质，甚至"净化"所有压抑的负面情绪。

让微笑扫描您的肾脏，让微笑的力量进入每一个肾脏细胞，想象它们在微笑的影响下变得更加纯净。请您对肾脏微笑，感谢它一直以来为

一词一心理

您生成尿液，借以清除体内代谢产物及某些废物和毒物、维持身体的水分平衡等，感谢它让所有的恐惧消融，感谢它让您充满了平静喜乐。

让微笑扫描您身体的每个部位、每个细胞、每根神经纤维，以及所有的内脏器官，想象您带着微笑看着它们，看着整个身体，而微笑正在身体各个器官里传递。

请带着微笑看自己，看向自己的内心，感谢自己在过去的日子里经历了很多，成长了很多。感谢自己在人生前进的道路上，感受了孤独，经历了风雨，踏平了坎坷，同时感谢自己勇敢地坚持了下来。让这股微笑的力量充满您的身体，让嘴角的笑容绽放，感受微笑带给您的爱与快乐、温柔与慈悲。

想象您可以微笑着看向生命中遇到的每一个人，感谢他们用独特的方式让您成长，伴您成熟。最后您可以慢慢地带着微笑睁开眼睛，并开始用全新的眼光看待自己，看待自己的人生。

从今天开始微笑吧，不加掩饰地绽放。

"散步"减压法

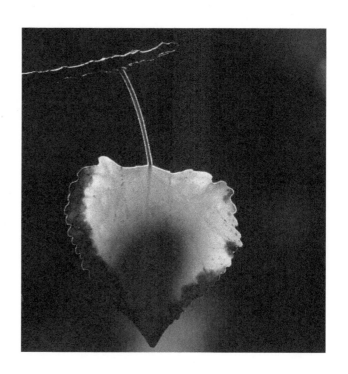

　　"散步",指悠闲地、自然而无拘束地漫步缓行,现多指为了锻炼或娱乐随便走走。据说这个词最早源自魏晋南北朝时期的食药风气。当时很多名人雅士为了追求创作灵感,为了延年益寿,常食一种叫五石散的药物。这种药物有较强的毒性,服用后会身体发热、燥热难忍,难以静卧,但是可以通过不断走路来刺激药性的散发,因此有"行散"的说法，后来演化为今天所说的"散步"。

从上面我们可以窥见"散步"本是为了消散药物的毒性。现在看来，很多人不知"散步"的来源，却异曲同工地常用"散步"来解除诸多身心问题。

对于久居高楼的人来说，在快节奏工作的间歇，散步是简单易行的健身健心方法。这个方法不仅可以在室外进行，还可以在室内进行，如再配合运用一些心理学方面的技巧，便能轻松取得健身且健心的效果。

我们知道，一个人的行为表现直接反映出他的精神状态，精神状态直观的表现便是走路时身体的姿势动作，身体的姿势动作则是受到人呼吸方式的影响。例如，当我们遇到压力的时候，我们的呼吸是短促的，身体的姿势动作是紧张而且收缩的，精神状态难免萎靡不振，行走方式自然就是四肢无力、垂头丧气。因此，我们可以把人的行为总结为"呼吸—行走姿势—精神状态—行为表现"四个方面的连锁反应，这些反应之间环环相扣、层层递进、互相影响。

据此，当面对压力时，我们可以从调节呼吸开始，逐步改变走路时身体的姿势，进而全面改善精神状态，最终改变做事行为。

下面我们就以"面对演讲压力"为例，来介绍这个散步减压的方法：

1.情景模拟

选择一处有足够行走空间的场地，取站立姿势，想象走进会场时的场景，以及看到让自己感到紧张的元素，如听众的表情、听见对方的声音或是周围人窃窃私语等。

2.呼吸调整

将注意力放在呼吸上，选一种能让呼吸放松的方法。您可以用鼻吸气，同时想象可以把世界上所有的阳光、新鲜的空气、温暖的感觉、周围人的爱、满满的正能量都统统吸进身体里，并且吸气的时候尽量吸到不能再吸为止，然后做短暂的闭气，之后用嘴吐气，想象着把身体里蓄积的压力、紧张统统都"呼出去"。"呼气"的时候尽量用嘴呼，直到气体全都呼尽。当感觉呼吸变得平稳的时候，便可以用散步的状态开始行走。

3.行走姿势

散步时，将注意力集中在外在的行动与身体姿势上。双脚并立，与肩同宽，双膝放松。两个臂膀松弛地放在身体两侧，两眼直视前方，想象你正走在通向演讲台的路上，可以抬头挺胸的走路，抬高视线，抬起下巴。也可以把注意力放在双脚上面，感受脚掌与地面接触的感觉，以及全身的重量通过双腿、双脚传递到地面的坚实有力的感觉。

散步时，脚步不要迈得太大，自自然然一步就可以了，同时关注行走过程中呼吸的变化：呼气与吸气分别是如何进行的？有什么感觉？还可以感受身体的感觉，尤其是两个肩膀的感觉，想象随着每走一步，就从肩上放下一些压力和紧张，甚至可以抖动双肩。以这种方式来回走动，始终保持目光直视前方，就像可以看向更久远的未来一样。

如果发现思绪非常多，就静静地站一会儿，双脚并立，与肩同宽，再次做一遍呼吸调整。当感觉轻松一些以后，可以稍稍加快步伐（试想一个人蹦蹦跳跳去散步是不是很少有压力呢）。如果内心感到特别焦躁，那可以先走得快一些，然后慢慢降低速度。

4.精神状态

散步过程中，可以随时调整自我的精神状态，如可以将注意力放在面部表情上，用一个微笑来打破身体僵硬的状态，同时保持头部上扬，嘴角微翘。要笑着走向前方，笑着走向自己的目标。

5.改变行为

在经过了一段时间的散步调整之后，接下来需要做的就是行动了。这一步是对散步减压法的检验。经过调整之后，回归自己的工作或生活，用调整之后的状态去检验压力事件是否改变。

　　以上五个步骤可以帮助您通过散步快速缓解压力，调整身心状态。当再次面对压力事件时，你会发现自己已经不再像以前一样被压力所困了，而且通过一段时间的散步减压之后，身体状态会有非常好的调整，身心健康程度可以大幅提升。

◆

「散步」减压法

◆

人际互动有技巧

人际互动中，我们常说的『志趣相投』『志投意合』『志同道合』，其实指的就是一种『亲和』关系。一般来说，当人和人之间三观（世界观、人生观、价值观）相合、信念相符的时候，便很容易建立『亲和』关系，用一句话概括就是『人因为相似而在一起』。

用"否定"破防线

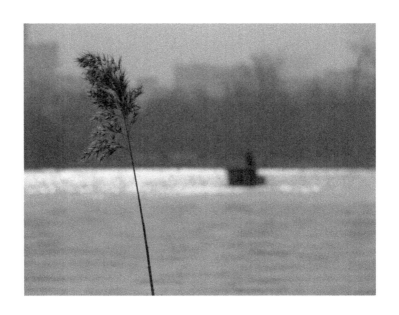

"否定",是指用来否认一个事实的成立,亦指使原来的词由肯定意义化为否定意义。

1. "否定"具有"负性暗示"

生活中我们常听到这样的话:

> 不用担心我。

不要太难过。

不要害怕。

不用紧张。

这些话听起来都是在给听者禁止性的建议，实际上是为了强调某一个隐含的肯定意义。可实际情况恰恰相反，当建议是用否定的语气下达时，禁止的效果往往不佳，一些人常常会朝另一个方向做出反应。

就像我说："请不要去想你紧张时脸红的样子。"这句话本身是建议不要去想脸红的样子，可很多人为了了解这句话的意思，需要先对其进行加工与解释，不可避免地会先出现有关脸红的联想，然后再极力地从脑海中抹去"脸红"。

这种用否定来给出建议的方式，我们常把它称为"负性暗示"。这种暗示利用的是人的逆反心理，常被用来让对方做出不合意的反应，实际上就是鼓励对方做出禁止的反应。

在生活中，我们太喜欢用否定来给出建议了，或许是我们潜意识当中特别希望用这样的方式去设定一个界限，让听者能够去遵守，但常常事与愿违。

就像小时候，我们的爸爸、妈妈说过这样的话：

宝贝，你别跑太快，小心摔着。

孩子，你不要再玩游戏了，再玩我就生气了。

你考试的时候不用太紧张，不用想太多。

不要再担心这件事了，不去想它就行了。

从爸爸、妈妈的角度来看，他们出于好意，是希望通过这样的话告诉我们要遵守的安全界限在哪里。不过小孩子听到这些话的时候，往往不断越界。一方面是小时候的我们尚未完全理解爸爸、妈妈的真实意图，只好从字面去接受；另一方面否定非但未起到禁止的效果，反而起到了强化负面暗示的作用。

及至年龄渐长，有部分习惯了听从负性暗示的人，如果我们给他们一些积极的建议，反而不太容易被他们接受。如对不够自信的人，当我们说"我觉得你挺自信的"，他们往往无法接受；对看来已经很成功的人，我们说"你已经很成功了"，对方往往会反驳说"我觉得自己不够成功"。类似的例子很多，他们或许早已习惯了听从否定的建议，以至于现在直接的正面暗示无法通过他们的评判区。

因此，我们可以掌握"否定"的技巧，运用一些否定的建议绕过阻抗，在让对方被相关信息吸引的同时，可以运用这样的否定语句去获得想要的积极反应，即让对方对这种间接的暗示做出积极反应。

举几个例子：

> 我不需要你很放松。
>
> 你真的不需要听我说些什么。
>
> 不用去想现在已经几点了。
>
> 我不想让你去想这件事到底有多重要。
>
> 你不需要对我这么好。
>
> 你不要去想你喜欢看的那个电视。
>
> 你千万不要去想榴梿的味道。

上面这些否定的建议，字面上都是让"你"不要去注意否定词语后面的建议，但实际的情况是，"你"可能太敏感了，越不让"你"去注意，"你"反而会更在意。

有时候，我们会因为"无心之过"，不经意间使用了这种否定的建议，出现事与愿违的结果。

我们的朋友碰到一些烦心事，我们本着好意劝说："你不要太担心了，不去想就行了。"但实际的情况是，对方可能会更加担心，会不断想起这件事。

某媒体节目主持人在介绍采访人时说："他绝不会做那些可怕的

事。"这可能会激发我们对这个人做可怕事的联想。

一对恋人浓情蜜意时，男生对女生诅咒发誓："我发誓，我永远不会欺骗你，我绝不会爱上其他人，我无论如何都不会抛弃你。"不知道女生听到这样的话会是什么感受，会不会"适得其反"。

还有我们去探望生病的人，假如我们说："真希望你永远不生病。"估计听这话的人会想立刻下逐客令。

2."否定"的适用原则

否定的建议是绕过评判区，进入潜意识的好方法，但是我们要把握"否定"的三个适用原则。

否定的背后如果是一个正面词语（想要的），会收获积极反应；如果是一个负面词语（想避免的），会收到消极反应。

我们举几个例子：

> 你不要紧张、不用担心。

这句话，"紧张"和"担心"都是负面词语，使听者变得更"紧张"、更"担心"，会"适得其反"，做出消极反应。

> 即使考不及格也没关系，不代表你学得不好。

这句话用了"及格"这个正面词语，可收获积极反应，听者会觉得踏实。

> 我不需要你太放松，你甚至不需要听我说什么。

这句话用了"放松"这个正面词语，可收获我们想要的积极反应，听者会更专注于我们的话语，并开始"放松"。

否定的背后是一个中性词语，会收获我们想要的反应。

千万不要去想榴梿的味道。

"事与愿违"，听者偏偏会出现想到"榴梿的味道"时的反应。

你不要对我这么好。

"适得其反"，听者偏偏会出现还要对"我"好的反应。

你千万不要想红色的海水。

在实际对话中，听者偏偏会出现想到"红色的海水"时的反应。

否定之否定，会得到一个肯定的结果。

否定之否定是辩证法三大定律之一，原指事物的发展是一个动态过程，不是直线式前进而是螺旋式上升的。在这个过程中，从肯定到否定，再从否定发展到否定之否定，如此循环往复，使事物得到发展。

这样的规律，也适用于解释人的心理发展历程：经历一个从协调到困惑，再到协调的过程。其中，困惑状态是对前一个协调的否定，后一个协调是对心理困惑的否定。整个过程反映了否定之否定的规律，展现了人的心理成长、成熟，不断"自己发展自己，自己完善自己"的动态过程。

这里我们探讨的否定之否定的规律是一种语言模式，常常用作强调肯定的效果。否定之否定可以称为双重否定，是否定两次，即表示肯定。双重否定句的语气比肯定句的语气更为强烈。

举个例子："你不会不知道放松对你来说更重要一些。"这个句子的意思就是："你知道放松很重要。"当我们用否定之否定表达出来的时候，这种赘述的、逻辑复杂的语言会使人处于一个短暂信息超载的状态，就像电脑打开太多的页面而出现"死机"一样，评判区功能被抑制，人会放弃固有的思维定式，对方更容易接受我们传递的信息。另外，这种否定之否定的表述可以对表达的核心内容起到强调作用。

否定，我们能够巧妙应用的时候，在心理暗示上，便可以发挥它的效用，使我们传递的信息充分被人接收，从而得到积极的反应。

一词一心理

但是要"同时"

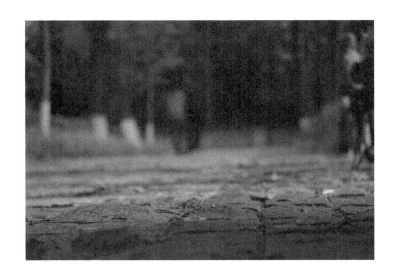

　　"同时"，早期用法见于《资治通鉴·赤壁之战》："时东南风急，盖以十舰最著前，中江举帆，余船以次俱进。操军吏士皆出营立观，指言盖降。去北军二里余，同时发火，火烈风猛。"大意是说，黄盖派人送信给曹操，谎称打算投降，当时东南风正急，黄盖将十艘战船排在最前面，到江心时升起船帆，其余的船在后依次前进。曹操军中的官兵都走出营来站着观看，指着船，说黄盖来投降了。就在离曹军还有二里多远时，那十艘船便同一时间点起火来。"同时"，意指同一时候、同时发生，后来成为连词，表示并列关系，指前后连接的部分同等重要，有时候后面部分常常含有进一层的意味。如：

> 我拿下来打开看时，很吃了一惊，同时也感到一种不安和感激。
>
> 这是非常重要的任务，同时也是十分艰巨的任务。

下面我们从心理学的角度来思考"同时"和"但是"。

1.较少使用"同时"而大量使用"但是"

有趣的是，在日常生活中，大家较少使用作为连词的"同时"而偏偏喜欢大量使用"但是"。您有没有过这样的谈话经历：

> 宝贝，你这样做没有错，但是你……
>
> 老张，喝羊汤是挺好，但是我们还是……
>
> 中国队这次世界杯预选赛踢得很精彩，但是他们的水平真是……
>
> 我很想成为知识渊博的人，但我的记忆力真是……

凡此种种，即使我把句子中后面的成分用省略号代替，您的内心是不是也会自动化冒出一些否定的词语？就这样轻而易举地把句子中前面的肯定成分给否定了呢？

从表达习惯上来说，我们太喜欢把好的堆积在前面，并极力装出肯定、欣赏对方的样子，然而我们实在隐藏不住自己真实的内心，"但是"之后才是真话！只是因为那些真话多半让人不舒服，于是我们便在"但是"之前堆砌了无数的褒奖，掩饰来掩饰去，无非就是为了把"但是"后面的东西送出去，只是"但是"这个词一出现，前面的好似乎就"尽弃"了。

对于我们这些从小到大就在"但是"的"世界"里长大的人来说，早就有了条件反射，学会了防御，尤其是在别人肯定我们、表扬我们时，我们内心真正期待的是"但是"后面的内容，我们甚至想对方与其

一词一心理

"把风雨包裹在厚厚的云层里"，还不如"让暴风雨来得更猛烈些"。

大家有没有在生活中做过这样的观察：一个人说"但是"的比例和其人缘往往是成反比的。或者您可以设想一下自己说"但是"时，沟通对象的反应是怎样的：是越来越喜欢你了？还是"但是"一出，立马变脸？

例如：当你对孩子说"你很聪明，但是你不够细心"；你对朋友说"你是所有朋友里最值得交的一个人，但是有的时候太不顾及别人的感受"；你对下属说"你工作做得很踏实，但是还需要多一些上进心"；你对恋人说"你穿衣服越来越漂亮了，但是再瘦点就好了"；你对自己说"我这个人都挺好，但是我怎么就这么不讨人喜欢"……"但是"一词，是否成了您启动对方防御的警报器，成了您在对方心目中负面心锚的开关呢？

2. 多将"但是"改为"同时"

"同时"这个连词则不同，它在肯定前面的基础上，也给出了另一种全新的选择。

我们一起来看看下面的句子：

> 老张，喝羊汤是挺好，同时我们还可以吃水饺。
> 你很聪明，同时也希望你更多一些细心。
> 你是所有朋友里最值得交的一个人，同时希望你可以更多一些对别人感受的照顾。
> 你工作很踏实，同时希望能再多一些上进心，就会更好。
> 我做得很好，同时我每一天、在每一个地方会做得更好。

是不是感觉舒服多了？

有这样一个案例：

> 宋女士的孩子读初中，因为亲子沟通的问题打来电话咨询。

宋："王老师您好，想和您聊一下我和孩子的关系。"

我："能说得具体些吗？"

宋："其实也没什么大事，都是些鸡毛蒜皮的小事，但是这些事真让我很烦，每天我和他说不了两句话，就吵起来了。"

我："能举个例子吗？"

宋："比如晚上学习，我也知道这孩子挺有上进心，但是时间观念差，明明知道晚上熬夜影响第二天上课，还是每天回家先看电视，天天很晚才睡，怎么说也不听。"

我："您是怎么和他说的呢？"

宋："我也不是和其他那种粗暴的家长一样，不是非打即骂的那种，我说话其实还是很温和的，但是这孩子软硬不吃，有时候忍不住了我也吵他两句。"

我："您一般都是怎么表达的？"

宋："我就对他说：妈妈也知道你在学校学了一天很累了，但是每天都睡这么晚，咱能不能先写完作业再看电视呢？"

我："效果呢？"

宋："效果就是吵。"

我："下面您想象孩子就坐在你的面前，调整下您的坐姿，然后看着他的眼睛，对他说，妈妈知道你在学校学了一天很累了，需要看电视调节一下，同时每天睡这么晚，妈妈感觉这样对身体健康很不利，有些担心，有没有方法能合理配置一下写作业和看电视的时间呢？"

宋女士闭上眼睛，在内心重复着我的话，一会儿，她轻声说道："感觉这次孩子不像以前那样对抗了。"

我："我们把'但是'改成了'同时'，您能否体验一下这两者有什么不同呢？"

宋："'但是'有那种你必须听我的意思，而且感觉很强硬，而'同时'温和了很多，而且是让他自己做选择。"

我："感觉在刚才和您的对话中，您用了很多'但是'，我们能否先在生活里做个练习，把'但是'改成'同时'，您要说'但是'的时候，就用'同时'来替换，可以吗？"

　　宋："可以的，'但是'我要是忘了怎么办？"

　　我："就像刚才您又说了一次'但是'，不如给自己一个小小的惩罚，比如少买一件衣服什么的。"

　　听到这儿，宋女士在电话那头会心地笑了起来。

　　这只是一次简短的我和我的来访者的聊天记录，同时我们看到，句子间的连词其实是我们潜意识的表达，表达着在潜意识里是赞同还是抗拒，从使用的连词上我们就可以解读一个人内心的真实想法。

　　当然不是所有的"但是"都是不好的，只是我们可以富有智慧地把"同时"这个连词更多地用在与人的语言沟通中，这至少可以令对方感受到我们没有"拿走"他的选择，同时让他看到其实还有更多的可能性。

　　从语言学的角度来看，"同时"表示并列关系，"但是"表示转折关系，两者各有各的用法。从心理学的角度来看，"同时"容易让人接受，"但是"容易造成抗拒，我们在生活中可以少用"但是"而多用"同时"。

　　另外我们应该看到，每个人应该为自己的人生负责，每个人都有权选择自己的人生道路，作为旁人，我们没有资格去否定他人。我们唯一能做的，无非就是维护一个空间，让对方在感到安全、舒服、轻松的情况下，看到人生还有更多的可能性，至于如何选择，决定权在对方手中。

"亲和"助关系

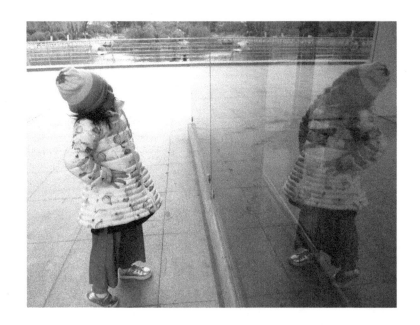

　　"亲和"，指亲切和蔼，或亲近和睦。从心理学角度来讲，作为群体动物的人，内心一般期望与他人在一起，建立稳定的"亲和"关系。

　　人际互动中，我们常说的"志趣相投""志投意合""志同道合"，其实指的就是一种"亲和"关系。一般来说，当人和人之间三观（世界观、人生观、价值观）相合、信念相符的时候，便很容易建立"亲和"关系，用一句话概括就是"人因为相似而在一起"。

同他人建立有效的"亲和"关系是重要的。事实上亲和是一份让人安心的感觉，是彼此信任的表现，它不仅可以满足我们的某些社会性需要，让我们在感受心理压力的时候有机会同他人分担，还能增强人在生存和发展上的安全感。

建立亲和的方法有很多，在介绍这些方法之前，我们先回忆一下自己的人生经历，我们都用了哪些方法让人感受到我们的亲和呢？

或许有人会说，只要真诚待人就是亲和。如见人就笑；礼貌地打招呼；通过心灵的窗户——眼睛和人多对视、多交流；见面多和人握手，用肢体去接触；等等。

这些充满真诚的举动，听起来是很好地建立"亲和"关系的方法，只是好像少了些什么。如一个人正在经历痛苦，你见他就笑，好像不是很合时宜；一个人正在开会，你礼貌地跟他打招呼，好像并不能招来好感；一个人正在忙着炒菜，你见面就和他握手，好像对方并不会太开心；而对于一些陌生的女士，假如一位男性用眼睛直直对视，估计对方会吓跑。

少了什么呢？

曾经有这样的话："乐者为同，礼者为异，同则相亲，异则相敬。"说的是，乐的特性是求同，礼的特征是求异，同使人们相互亲爱，异则应该相互尊敬。从中我们可以看出：契合会使人相同，相同会让人亲近。上面的例子中显然没有契合，又何谈相同？

民间常把见风使舵的人说成"见人说人话，见鬼说鬼话"，或者"看人下菜碟儿"，此类人看起来很会用契合来拉近和他人的关系，而且表面大多能营造出一派和谐的景象。他们的方法对吗？

其实不用多讲，您也知道，这些还不能称为亲和，因为里面少了真诚。有真诚无契合，有契合无真诚，都不能称为亲和。同时具备这二者，才是亲和。

1.亲和要真诚

真诚是亲和的基础，没有真诚的关系，就像浮萍，没了根基。在英国女作家夏洛蒂·勃朗特创作的长篇小说《简·爱》当中有这样一段描述：

简一直在打点行李忙碌中度过一个月，婚期将至，她的心情既兴奋又忐忑。罗切斯特先生因为要处理一些事情离开了一天，简就像丢了魂一样，惦记着他。晚上睡不着觉，做了很可怕的梦，忽然发现有一个长得很凶狠的，像鬼魂一样的女人来到简的房间，把简吓晕过去。等到罗切斯特先生回来时，简告诉他所发生的一切，可罗切斯特安慰简，她所看到的一切都不是真实的，简有些担心和疑虑。第二天罗切斯特焦急地带着简去了教堂，他急于和简完成婚礼。可就在牧师举行仪式时，突然有个声称律师的人，告诉大家，罗切斯特还有个妻子，而且还活着。还有曾经来过这里的梅森先生做证。后来得知是简的叔叔得知简要嫁给罗切斯特的消息时，刚好认识梅森，知道罗切斯特结过婚，才派律师前来阻止。罗切斯特最终承认了一切事实，他解释了他的妻子是个疯子，家族三代遗传，他被骗婚一直照顾她十五年，还带大家去看了那个女人，而罗切斯特的妻子就住在桑菲尔德。大家看到了他的疯子妻子，那个女人就是简告诉罗切斯特她曾经看到的恐怖的女人。简回到房间，回想这翻天覆地的变化。她觉得再也不能回到罗切斯特的身边了，真诚已被扼杀，信任已被摧毁！她眼中的罗切斯特先生，已不复往日的他。

可见，真诚是一切好的关系的基础，尤其是作为人际吸引基础层次的"亲和"关系，一旦蒙上了谎言和欺骗，就会瞬间瓦解，以往所有的好会不复存在，喜欢和爱情就更难以存在了。

2.亲和要契合

契合包含两个方面的要素：一是尊重，二是匹配。

尊重就是要接受他人看世界的方式。

每个人都有独特的人生经验，都有一套属于自己的对世界上万事万物的认知和态度。而世界上没有两个人是完全一样的。就像我们说"这是一张桌子"的时候，很难有两个人脑海里涌出的意象是相同的，至于桌子的材质、大小、颜色、宽窄、高矮等，更是不尽相同。所以，"这是一张桌子"只是一个表象，而内里"这是怎样的一张桌子"需要个人去认知、去理解、去表达。所以，要想和他人建立亲和关系，要想契合对方，首先就得尊重，尊重他人看世界的方式，尊重他人独特的视角。

匹配就是模拟对方的方式。

有了尊重这个前提，接下来我们就可以模拟对方了，通过模拟我们可以找到契合对方的路径。

模拟可以从匹配身体语言、匹配呼吸、匹配语调三个方面展开。

匹配身体语言包括眼神接触、手势的速度和频率、头部的倾侧度、面目表情等。匹配不是刻意为之，而是全然地接受与接纳，就像是对方的镜子一样，去如实模拟。模拟不是模仿，不是简单地复制，而是在潜意识层面向对方传递出"我中有你，你中有我"的和谐状态。

匹配呼吸包括呼吸的频率、深浅等。匹配呼吸，我们可以把自己比作对方的生物反馈仪，用我们的呼吸方式来契合对方、回应对方。

匹配语调包括模拟对方的语调、音量的大小、语速的快慢、有无停顿等。需要注意的是，对于对方的语病、说话方式的缺陷等进行模拟要慎重，因为容易被对方误认为轻视、嘲讽。

举个例子：当一个人遇到急事向我们寻求帮助的时候，他说话的语速快、语调重，这个时候我们要想和对方建立"亲和"关系，就需要用同样的语速、语调去回应，用真诚去表达我们内心那份感同身受的焦急。如果我们用缓慢的、漫不经心的语气去回应，那就会被对方解读为漠不关心或爱答不理了。

利用上述建立亲和的方法，带着真诚去契合，我们不仅可以提升自己和他人的关系，拓宽我们的社交范围，还可以通过建立"亲和"的关系，去引导对方，收获他人的信赖，以扩大自己的影响力。

"暗示"有含义

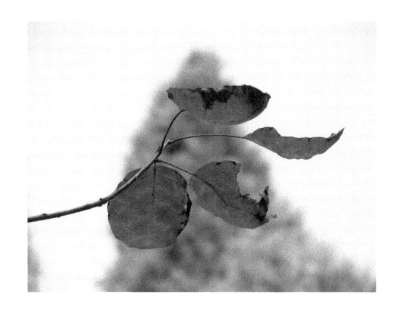

　　"暗示"，指不明说，用间接、含蓄的话或动作来表达意思，使他人的心理、生理、行为受到影响。心理学家巴甫洛夫认为，暗示是人类最简单、最典型的条件反射。它是一种被主观意愿肯定的假设，不一定有根据，但由于主观上已肯定了它的存在，心理上便竭力趋向于这项内容。

1.暗示的积极作用

《世说新语》载："魏武行役，失汲道，军皆渴，乃令曰：'前有大梅林，饶子，甘酸可以解渴。'士卒闻之，口皆出水，乘此得及前源。"这段记载是成语"望梅止渴"的出处。说是东汉末年，曹操带兵打仗，时值盛夏，太阳火辣辣地挂在空中，两边光秃秃的山石被烈日晒得滚烫。一路行军，找不到水源，将士们又累又渴。为了不影响行军速度，曹操心生一计，命人传令说：前面有一大片梅子林，将士们快马加鞭到那里摘梅子解渴。将士们听说前面有梅子，顿时口喉生津，士气大振，最终摆脱困境，找到了水源。

还有这样一则故事：某人出门旅行，途中因事耽搁，晚上随便找一家宾馆住下。起夜时，突感心中憋闷，在黑暗中四处摸索，稀里糊涂找不到灯的开关，最后找到窗户，可无论怎么使劲，都无法将它打开。情急之下，他用衣服包手把窗户玻璃击碎，顿时感觉新鲜空气迎面扑来，呼吸困难的症状明显减轻，于是回床躺下，安然入睡。第二天醒来，他回想昨夜之事，赶忙查看，发现窗户完好无损，原来打破的是墙上那面挂钟的玻璃。

以上两个例子，一个是他人语言暗示，一个是想当然的自我暗示，都是典型的利用暗示促发心理、生理反应的实例。所以有人说，暗示是人们日常生活中常见的心理现象，每个人都有过接受暗示的体验。

接下来我们来玩一个小游戏：

第一部分：请在内心快速回答下列问题：

2+2=?

4+4=?

8+8=?

16+16=?

32+32=?

一词一心理

随便在 5 到 12 之间想一个数字，并写下来。

第二部分：请在内心快速回答下列问题：

8+329=？

27+7=？

79+18=？

在脑海中快速想一种家禽的名字，然后写在纸上。

不知您写的答案是什么呢？

您的第一个答案是"7"吗？

您的第二个有关家禽的名字是"鸡"吗？

如果是的话，就证明在刚才的游戏中，您接收到了文字游戏传递给您的暗示。

暗示的作用是巨大的，不但能影响人的心理与行为，还能影响人体的生理机能。积极的暗示对人的成长更是起到不可估量的推动作用。

深山禅寺中，小沙弥和禅师正在对话。

小沙弥问："师父，我们寺内出了很多得道高僧，可为什么佛桌上那只木鱼虽然听过百年的经书，受过那么多教诲，至今仍是只木鱼，而不能成佛呢？"

禅师微微一笑，问小沙弥："你来寺里多久了？"

小沙弥道："已经三年有余。"

禅师道："那你会不会念经？"

小沙弥说："会。"

禅师问："会不会礼佛？"

小沙弥说："会。"

禅师笑道："你看你自己说了那么多会，那你有没有成佛呢？"

小沙弥脸红道："还没有。"

禅师语重心长地说："这就对了。佛法不是说出来的，是悟出来的。"

在这则故事当中，禅师开始并没有直接告诉小沙弥要怎样成佛，而是通过层层暗示，让他自己去领悟，以这种隐蔽的、不那么明显的方式来启发小沙弥面对眼前的问题，促其放下评判。

2.直接指令和间接暗示

暗示有几种不同的划分方法：根据实施人划分为他人暗示、自我暗示，根据效果划分为积极暗示和消极暗示，按照暗示的方式分为直接指令、间接暗示；等等。

下面我们重点介绍直接指令和间接暗示。

直接指令，就是直接建议，多以命令的方式，用简单话语说出，直接地要求对方做出某种具体的反应（有的称为"直接暗示"，但这种叫法会有误导性，因为它给人的感觉不是"暗"，而是"明"）。使用直接指令的人，经常为了取得需要的反应，不断地重复命令。如："把手放下来，两手放在腿上，坐好。""抓紧时间出门，否则赶不上车了。"指令性的暗示对一部分人有效，这一部分人对权威比较遵从，但容易引起人心理上的抗拒和质疑。

间接暗示，就是间接建议，指用委婉的表示或刺激来对人的心理状态产生影响的行为。简单理解就是我们日常所说的"脑补"，即指令不直接说出，而是让对方在头脑中自动生成。如，直接指令"把手抬起来"，估计你很难接受，但如果说"当你还在上小学的时候，如果你想说一些重要的事情，那你就不得不慢慢地把手举起来，有时，举起手的时候就好像它一点分量都没有，你甚至都没有意识到你还举着手……"，或者"去体会从肘部到手指会有很轻的感觉，像羽毛一样轻，越来越轻，像羽毛一样越来越轻地向上飘起"，或许你的手就会因为对于小时候发言时的联想或对羽毛的联想而慢慢地抬起来。所以间接暗示能体现出对接收者的尊重，鼓励他/她按照对自己有益的方式来解释暗示并反应。

直接指令和间接暗示各有优劣。对正处于迷茫当中脆弱且混乱的人来说，或许他/她更需要一位能够掌控局面且能够做出决断的人给出直接指令。对于现代人来说，以人为本的理念深入人心，这时间接的、许可式的暗示能够让接收者更容易按照自己的意愿做出有益于自己的反应。

3.间接暗示的种类

间接暗示种类繁多，大致有以下几种。

隐含预设。

隐含预设指把意识从隐含的暗示上引开，将某些预设发生的事情隐含其中，让对方在潜意识层面激发联想。如："在你进入催眠状态之前，你也许想使自己舒服一些……既然你已经开始想使自己舒服了，你现在就可以闭上眼睛了……当你让意识开始浮想联翩的时候，你仍可以轻松地听到我在这里讲话。"

常识陈述。

常识陈述是一种难以否定的陈述，其常识包括俗语、格言、普遍真理，以及对方可以当场亲自验证的描述（这属于"先跟后带"中的"先跟"）。如："每个人都是独特的""在某些事情中总有一些值得我们学习的地方"等。

多重选择。

多重选择指将一组选择捆绑在一起提供给对方，给对方自由选择的感觉，其实无论怎样选择，其结果都是指向同一个目标。如："你也许想吃点面条，也许想吃点水饺，当然也可以吃点米饭。"其实，不管怎么选择，都是暗示要吃点东西。

对立并置。

对立并置指把两种相反的情况并列在一起，使对方内心产生明显的两极化的体验，同时反面那一部分常常隐藏着我们想要的结果。对立可以是观念上的（抗拒/接受，做/不做，了解/不了解），空间上的（上/下，左/右，前/后，里/外），时态上的（过去/将来），感受上的（热/冷，悲伤/快乐）。如："你越是感到紧张，你就越享受放松。""当你能感受到左手冰凉的时候，或许你能感受到右手的温暖。"

◆ **散布其间。**

散布其间指在对话当中将暗示的关键词嵌入整个句子中，不断重复"播种"。如："一次有效的沟通，也就是说沟通很有效的人，可以用他认为有效的方法表达自己的想法，或许在获得有效回馈时，能够了解到自己所用方法的有效性。"

使用隐喻。

隐喻是一种古老的沟通工具，指的是通过故事，让对方听到一个与自己无关（如不同的场景和人物）但结构上相似的故事，让对方以一种温和的方式来接受建议。隐喻是人类古老的智慧之一，它为我们表达自己的观点提供了更丰富的形式，并赋予生动的色彩。

下面是我撰写的一篇针对"无法停止工作、总觉得自己没有资格享受生活的人"的隐喻故事，故事中包含了多种暗示的方法，读者朋友可以自己分析分析。

没办法停下来

在茂密的森林深处，一股涓涓细流正依着地势，从高往低，缓慢流淌。

此时正值深秋的正午，阳光透过树木枝叶的缝隙洒落下来，落在地上，落在溪流的水面上。在阳光的照耀下，水面微微泛着橙黄的光。空气中弥散着树木和青草的香味。这时的气温宜人，温暖中有一丝凉爽，凉爽中又透着一点温暖，假如有人来森林里散步，正是好时候。

一词一心理

在幽静的森林里，偶尔有微风吹过，枝叶发出沙沙的响声。这时，从一棵高大茂密的树上，一片有着独特形状的、火红的叶子从树的顶端慢慢飘落下来，它飘得非常慢，姿势非常优雅，缓缓落在溪流中。

溪水很平缓，这片叶子就安心地躺在水面上。

顺着溪水忽上忽下、起起伏伏，溪水流向哪里，它便跟着去哪里。这片独特形状的、火红的叶子把自己完全交给溪水，缓缓地、慢慢地顺流而下，流向远方，越流越远。

叶子漂过一段两边是绿树的峡谷。这段时间好像很长，又好像很短。它就这样静静地躺在水面上安心回顾自己的一生，从春天想到夏天，从夏天来到秋天，把该放下的放下。它时不时地仰头看向天空，让斑驳的光线洒在它的身上，很温暖，很放松。

不知过了多长时间，或许是很短的时间，也或许是很长的时间，它来到了一个湖泊的岸边。这里光线适宜，水草丰茂，鸟语花香。

在岸边，有一群可爱的小兔子正在蹦蹦跳跳地生活着。它们的"领头人"是一只叫"暖暖"的小白兔，有洁白的毛，很漂亮。

暖暖非常聪明，很上进。她管理着有几十只兔子的"大部落"，每天都忙忙碌碌的，用她的话说就是："我没办法让自己停下来。"

假如你问她为什么，她会找出一大堆的理由来告诉你："每天我都有忙不完的事情呀。你看我早上一起来，就要赶到部落里，所有的事情都等着我处理。比如让长耳兔兄弟去开辟新的胡萝卜庄园啦，让短毛兔三姐妹去挖掘新的防御工事啦，让灰毛兔去照顾年老的兔子啦……这么多的事情，都需要我来安排，需要我来督促，假如我停下来，那部落该怎么办呢？"

这时如果有人问她为什么不找其他人去做，她会变得很急躁："难道我不想啊，我一直找不到能替我分担的人啊！"

为此，暖暖苦恼不已，她常想："什么时候，我才能休息一下呢？"

小羊聪聪是兔子部落的好朋友，他不像暖暖一样忙碌。每天对他来说，都好像有用不完的时间，他可以轻松安排他的事情：早上，他会按时起床，去河畔寻找食物，然后在太阳出来的时候去草地散步，顺便来兔子部落找暖暖聊天。

这一天，聪聪像往常一样来找暖暖，却碰到她正在因为一件事急躁地蹦来蹦去。

"暖暖，你这是怎么了？"聪聪疑惑地问。

"还不是部落的事，真烦死了，大大小小的事都要来问我。今天胡萝卜庄园的胡萝卜缨子被小马嘻嘻给踩了，可长耳兔朵朵竟然来问我该怎么跟嘻嘻说。难道这种事还需要我来教给她吗，别人踩了胡萝卜缨子，你应该严肃地告诫他以后要小心点。可这个朵朵还要来问我，还说要请示了之后才敢说。真是让人不省心，现在我每天忙得都没法停下来，连吃根完整的胡萝卜的时间都没有。"暖暖生气地蹦起来，蹦得有一米高。

"暖暖，你为什么不让自己停下来呢？"

"停下来，停下来，难道我不想吗？你每次来都让我停下来，可我怎么能停得下来，停下来又能干什么？"暖暖更加气恼，蹦得更高了。

"嗯，说的也是。停下来你还能干什么呢？"聪聪若有所思地说。

听到这儿，暖暖停了下来，安静地坐在椅子上。这是一天来她第一次这么安静地坐下。她喃喃自问："停下来我还能做些什么呢？"

她把自己的时间都给了兔子部落，却从来不觉得自己有资格停下来，也从未思考过除了为部落做些事之外，她还能为自己做些什么。

"要不要咱们一起去湖边散散步？"这时，聪聪在旁边问。

"散步？我还有这么多事情没做完，我要离开了，部落怎么办……"暖暖又开启了急躁的工作模式。

聪聪用手做了一个暂停的姿势，说："我们来打个赌，看我们去散步的这段时间，兔子部落会不会出问题。"

"打赌，我从来不和别人打赌，那有什么意义呢？我还有这么多事情……"

聪聪没等暖暖说完，连忙拉起她的手，朝湖边跑去。

此时的湖边有蝴蝶在花草间飞舞，远处有涓涓细流缓缓地汇聚到湖水里，一片有着独特形状的、火红的叶子正静静地漂浮在湖面上，是那样安静又独特。

"聪聪！"小兔子暖暖刚想埋怨，就见小羊聪聪指着湖水。聪聪说："你看那片叶子，是多么独特，又是多么安静啊。"

"叶子？"顺着聪聪指的方向，暖暖这才发现那片有着独特形状的、火红的叶子。

"这有什么特别的呢？"她问。

"是没有什么特别的，叶子永远是那一片叶子。只是离开大树前，叶子为树贡献着繁茂；离开大树后，叶子突显了自己的独特。"

"只是一片叶子而已，我还有这么多要处理的事……"暖暖忍不住又要开启工作模式。

"你说得对，只是一片叶子而已，它在树上的时候，是树的一部分，当它落在水中时，它安心地享受着自己的时光。"

"安心地享受？自己的时光？"

"是啊，安心地享受着自己的时光！"

"哎，可我终究不是一片树叶。我还有好多事情还没有做，好多事情都做得不够好，我怎么能像它一样安心地享受自己的时光呢？你看我们胡萝卜庄园虽然初具规模了，但大伙还没吃上新鲜的胡萝卜；我们的防御工事已经开始挖掘了，可还没有完全竣工。我哪有资格停下来呢？"

"所以我才很羡慕那片叶子啊！它知道在恰当的时间做恰当的事，而且它尽力做它能做的，也接受它做不到的。春天，作为一片小嫩芽，努力地生长，展现它的生命力；夏天，做一片鲜亮的绿叶，

『暗示』有含义

展现它的繁茂；秋天，变成火红，随风飘落；冬天，当枯萎的时候，它也相信在来年春暖花开的时候，会有新的叶子替它绽放。"

听到这儿，小兔子暖暖陷入沉思当中。她在想：停下来，自己可以为自己做些什么呢？

"系统"整体性

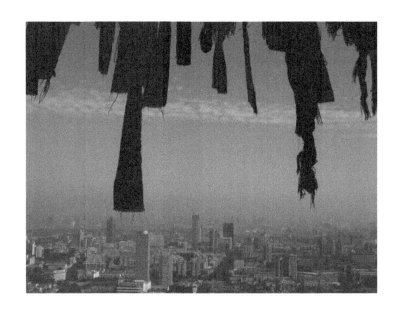

  "系统"，是由相互依赖、相互作用的若干部分结合而形成的具有某些功能的整体。苏轼《成都大悲阁记》载："吾头发不可胜数，而身毛孔亦不可胜数。牵一发而头为之动，拔一毛而身为之变，然则发皆吾头，而毛孔皆吾身也。"这"一发""一毛"就是"吾"这个独立系统的组件，在整体中发挥作用。

  系统可大可小。整个宇宙是一个系统，由很多的星系组成；每一个星系是一个系统，由很多星球组成；地球是一个系统，由地球上的万事万物组成；一个人是一个系统，由很多器官组成；每一个器官是一个系统，由很多细胞组成；每一个细胞是一个系统，由细胞膜、细胞质、细胞核等组成。多个小系统，可以组成一个大系统；多个大系统，可以组成一个更大的系统。可以说，一朵花，一粒沙，一滴水，一条街道，一座城市，都是系统的存在形式。一沙一世界，一花一天堂，无不体现着古人文化中的系统观点。

系统并非每个部分简单相加，而是各部分协同配合的有机整体。配合得好，各部分之间协作成功，可以产生新的能量；配合不好，则会产生巨大的破坏作用，整个系统会受到损坏。系统是由基本的要素组织起来的，同时组织要素的变动会影响整个系统的变化。

1.家族系统是一个整体

家族系统中每一个成员都是不可或缺的组成部分。如果家族成员被轻视，离去的人被遗忘，犯错的人被排斥，那么家族系统就会出现问题。因此，家族系统首先要考虑整体性。整体，就是把所有的成员都纳入家族当中，在心里给他们留好相应的位置。即使是某些行为不被接受的成员，其情感、身分也无法被否定，在家族中应该有相应的位置。

在生活中我们常遇到此类的困惑：某个家族当中，有人做了一些不被我们接受的事，可又因为和我们有很深的关系，让我们陷入纠缠当中。这时就可以利用家族系统的整体性来应对。

当成整体来看待。

就是把对方纳入整个家族系统中，接纳其身分。如可以在想象当中看到对方的样子，然后说："我看到你了，你是某某家族的一部分（你是我的某某），我接受。"

类似的，可以处理曾经的婚姻关系。可以这样想："你和我曾经有一段时间在一起，现在分开了。在那段时间里，你给予我很多。对我有用的东西，我把它放在我的心里。我也因此把你放在我的心里。"

行为责任要交还。

就是把对方犯的错误交还给对方去承担。如："在过去的日子里，你做了一些事情让我很受伤（你做了一些让我感觉不舒服的事情等）。我的责任我承担，同时我把你的责任还给你，由你自己来承担。"

之所以说这样的话，是因为我们常常在关系处理当中，拿对方的错误来惩罚自己。比较常见的就是，对方说了一些伤害我们的话，对方若无其事，我们自己却感觉难受。说这样的话的同时，可以想象那些属于对方的责任似乎都从自身以某形式飞出去，飞还到对方身上。

未来连接再同行。

假如对方和自己还有需要连接（如见面）的地方，则继续这一步的引导："我不完美，我也接受你的不完美，接下来我们还有需要连接的地方，我现在撤开妨碍我们沟通的因素，好使我们的关系能够更融洽、沟通更顺畅。"

未来测试。

测试一下：通过上面的引导之后，检验一下彼此之间关系有无改善，如无明显改善则需要考虑选择新的方法。

2. 人体系统是一个整体

人体系统的构成元素包括人体所有的器官。假如某个器官损伤了或得病了，那整个人的健康就会受到影响。因此，人体系统的健康需要考虑整体性。当我们的身体出现疾病的时候，在进行药物治疗之前，我们可以充分考虑利用系统的整体性来进行情绪上的疏通。

用微笑打破不佳状态。

一个人身体有疾病，痛苦万分，常常身心状态都比较差，常见的表现就是整天愁眉苦脸。这时候，可以利用一个微笑，打破病痛带来的身体紧张、情绪压抑的状态。如可以这样来引导："带着一个微笑，去看有疾病（疼痛）的部位，会有怎样的不同呢？我想知道，你是否可以用一个微笑去融化它?"等等。

用整体眼光看病痛。

很多饱受身体病痛的人，常有的一个心态就是希望疾病快快痊愈，所以一般对于患病的部位都是不接纳的。但是，如果用整体的眼光去看，可以接受已经患病的器官，接纳它，这样做可以减少不必要的精神消耗。如可以这样来引导："我看到你了，你是我的一部分。"等等。

接受悦纳表感谢。

表达感谢是更进一步的接纳。疾病（疼痛）的部位，原先是好的，曾经为自己的身体健康做出贡献，应该给予感谢，现在变化了、疼痛了，是在提醒自己应该多多关注、多多爱护。如可以这样来引导："感谢你用这样的方式来提醒我，你通过疼痛给我的信息，我收到了，谢谢你!"等等。

积极行动除病痛。

在做完以上心理层面情绪的疏导之后，接下来就需要积极行动，认真对待病痛。如积极配合医生进行诊疗，积极锻炼身体，以便提升身体的抵抗能力，等等。

内心有"地图"

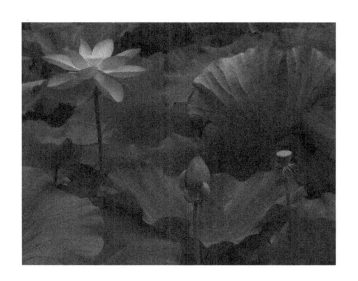

　　"地图"，是说明地球表面事物和现象分布情况的图，上面标着符号和文字，有时也着上颜色。

　　在古代，地图是非常重要的军事资料，常被尊为"国之神器"，在当时没有卫星等先进勘测工具的情况下，假若一方能获得敌方地图，便有可能把握战场上的主动性。

　　从古籍记载中，我们可知：一是禹时，我们的祖先就已经在鼎上绘制地图了；二是利用地图，我们的祖先可以很好地勘探川泽山林，劳动生活，有助于国家的稳定发展。

1.每个人都有一套自己的内心地图

人的心灵也有"地图"，称为"内心地图"（即认知），也同样重要。有这样一个例子：

> 一次开车外出，由于路上比较堵，很多想要左拐的车辆只能强行加塞。看到这一幕，同行的朋友说："这些人素质真低，如果想变道，应该提前跟车排队，跑到前面来加塞，不仅不安全，还影响交通。"另一位朋友则认为："这些人可能是真有急事，要不然谁也不能冒着剐蹭的风险加塞。"

从这个例子我们可以看出：前一个朋友的内心地图显示，这些人是素质低；后一个朋友的内心地图显示，这些人是有急事。那么，这两位朋友的内心地图，哪个才是真的呢？哪个是符合这些"加塞"司机的真实想法呢？估计想要确切的答案，就必须和这些司机一个个去验证一下，但即使能够验证，我们也会发现他们的想法根本不可能是一样的。所以，从我们自己的内心地图出发，猜测的（可是有时我们都认为是真的）可能都不是事实。

再举个例子：

> 曾经有一个患者到餐厅里去点菜，可是他无法区分菜单上的菜品照片和真实菜品到底有何不同，于是他直接拿起菜单就吃了起来。

我们正常人看，这种做法匪夷所思，但对于这个患者来说，他是无法将菜品照片这个"地图"和真实菜品这个"实际领土"区分开来的，于是认为菜单就是真实的菜品了。

数学家阿尔伯特·艾利斯提出"地图不是领土"的观点：一个地图的结构和领土的结构可能类似，也可能不同，所以对事情的描述并不等于事情本身，模型不等于现实。这给我们一个启发：人所认知的现实

（地图）并不等于实际发生的真实（领土），也就是说，我们所认知的和事实真相往往存在差异。

2.正确对待"内心地图"

每个人都有一套自己的内心地图，这套地图源自我们从小到大的人生经验。这套地图和外面真实的世界并不完全相同，需要我们正确对待。

人际互动中要尊重他人的心灵地图。

尊重他人的心灵地图，就是站在对方的角度，从他的视角，看他是怎么看世界的，这也是我们常说的接纳他人、换位思考等。我们尊重了他人的内心地图，对方能感受到我们的亲和力。

有这样一个故事：

> 有人拿出一支笔问所有在场的人："这是什么呢？"众人答："这是一支笔啊，从小我们就知道。"这时有一只小狗跑过来。这人把笔放到了小狗面前。狗狗叼起笔，用牙咬了起来。众人见此情景，立刻驱赶狗。这时再问众人："对这只小狗来说，这支笔是什么呢？"众人答："对小狗来说，只是个磨牙玩具。"

同样的物品，两种不同的功用，是因为：笔在人的内心地图中出现过，而在狗的内心地图中没有这样的东西，对它来说只是一个磨牙玩具。

同理，如果在人际互动中，我们只是从自己的内心地图出发，难免会产生误解，造成矛盾。而如果站在对方的视角，就能接纳他的内心地图。我们也可以邀请对方来看看自己的内心地图，在互动中，双方就能更加明白彼此的心意。

一对夫妻，都能站在对方的视角看世界，两人的容貌、性格、价值观等越来越像，这就是"夫妻相"的来源之一。

看待自己的时候，将"地图"和"领土"分开，可以减少压力。

生活中有这样一类人，对自己的容貌或者某一方面总是不自信，可在他人眼中却没有自己想得那么不堪。这是因为对自己的认知和他人的认知有所不同。因此，我们在不自信的事情上可以尽量减少预设，不要把自己的内心地图简单等同于外界实际的反馈。先入为主的想法会限制与阻碍我们的成长，最好的方法是勇敢地走出去，真相（即"领土"）往往比自我认知（即"内心地图"）的更奇妙多彩。

3.改变内心地图

每个人都有自己的内心地图，这形成了我们看世界的不同方式，同时难免和实际的情况存在偏差。适当改变内心地图，有时候可以有益于更好地生活。

曾有这样一个例子：

一位来访的女士谈起她和父母的关系，倍感伤心。她的记忆中，总会出现这样一个画面：还是小婴儿的自己，孤零零躺在床上，周围没有一个人。在交流中，她坦言，父母其实对她很好，可不知为什么这个画面总冒出来，让她很苦恼，因此总有莫名的孤独感。

交谈当中，我请她闭上眼睛再次调出那个画面。如她所言，画面中没有任何人，甚至没有其他多余的元素，只有一个婴儿和一张婴儿床。

接下来，我请她调整一下画面的比例尺，就像是我们经常使用的电子地图一样，可以随我们的心意放大或缩小，调整视角，等等。当内心地图的比例尺缩小之后，她看到的场景开始变化，能够看清整个房间的陈设了，但依然没有人。我请她再次缩小，把其他房间也纳入画面里，看看其他房间有没有人。这次她的反馈是："我看到妈妈在洗漱间，正在给我洗衣服。"说到这儿，她的眼泪掉了下来："原来妈妈一直都在。"她长嘘了一口气，可以看出她的神情轻松了很多。

　　后来，我请她再次调整画面，将更多的地图元素纳入其中，去看看爸爸在哪里。这时她脑海中呈现的是儿时所在城市的整个地图，她看到在离家很远的一个工厂里，爸爸正在辛苦工作。至此，她向我反馈："感觉前所未有的轻松，原来爸爸妈妈一直都在，原来他们在用他们的方式支持着我。"

这个方法我把它称作"电子地图法"。如果您受困于某个内心地图的画面时，就可以调出这个画面，然后用这个方法去扩大或缩小，或许会发现很多未曾发掘的人生宝藏。

这些方法帮脱困

问题对我们来说，可以转为资源，指出方向。接纳问题，因势利导，将问题转化为向前的动力，是人生应具有的智慧。泰戈尔曾经说：「世界上使社会变得伟大的人，正是那些有勇气在生活中尝试和解决人生新问题的人！」

小问题要"利用"

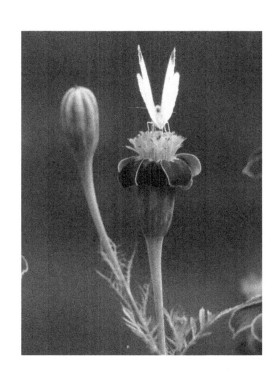

  "利用",多指借助外物以达到某种目的,用手段使人或事物为自己服务。在现代人的口中,"利用"常含欺骗、隐瞒、虚假的意味,多指贬义,但实际上"利用"这个词有更深的含义,尤其是面对心理问题时,多指对问题涉及的相关资源进行整合,对问题做出全新的诠释。

  "利用",较早用法见于《道德经》:"三十辐共一毂,当其无,有车之用。埏埴以为器，当其无，有器之用。凿户牖以为室，当其无，有室之用。故有之以为利，无之以为用。"大意是说：三十根辐条凑到一个车毂上，正因为中间是空的，所以才有车的作用。用黏土做成器具，正因为中间是空的，所以才有器具的作用。凿了门窗盖成一个房子，正因为中间是空的，才有房子的作用。因此，"有"带给人们便利，"无"带来最大的作用。

从这段话中我们看出，不管是"有"还是"无"，只要善加利用，便可以发挥作用，带来便利。在心理问题上，如果善加利用，因势利导，也可以化废为宝、破困而出。

1. "利用"的故事

有这样两个有关"利用"的故事：

我想我很丑，但是我想谈男朋友

一个正值婚恋年龄的女孩来找催眠大师米尔顿·艾瑞克森。她说，她希望能找到自己的伴侣，但因为对自己的样貌感到自卑，所以到现在还没有勇气去谈男朋友。这让她感到懊恼和失望。她自己说："我想我太丑了，所以没人会娶我，我都不该活下去。我来找您，就是给自己最后的机会，如果事情没有进展，一切就都结束了。"但后来据艾瑞克森了解，她在办公室每次去饮水机接水时，都会碰到一个喜欢她的男生，尽管她觉得他很有吸引力，她还是忽视了他。因为她总感觉自己长相有缺陷，尤其是门牙间有缝隙。

针对女孩的这个所谓的缺陷，艾瑞克森没有像其他人一样把它当作阻碍，而是选择了"利用"。他给女孩一个任务：下周上班再去饮水机接水的时候，如果见到那个男生，就和他开一个玩笑：含一口水，然后喷向他，转身就跑，"但不只是逃跑，得先跑向那个男青年，然后再转身"。女孩听后，觉得"反正不会更糟了"，她决定尝试一下。

新的一周来了。女孩打扮了一下，穿上新衣服，因为她不想在搞这个恶作剧的时候还邋里邋遢。她去自动饮水机那里，男青年出现时她嘴里含了水向他喷去，然后转头就跑。男青年非但没有生气，反而笑着来抓她。令她惊愕的是，在抓到她之后，他吻了她。几个月之后，她送给艾瑞克森一份结婚请柬，她和那个男青年要结婚了。

在这个故事中，女孩自认为的缺陷被"利用"了。艾瑞克森就像是发掘宝藏的人，利用这个缺陷，把她生活和性格中的"可爱的"财宝发掘了出来，并且加以利用，让女孩直接体验到自己尚未发现的身上的乐观和可爱，从而悦纳并接受了自己。

欧阳修《归田录》记载了另一个故事：

> 太祖幸相国寺，至佛像前烧香，问："当拜与不拜？"僧录赞宁曰："不拜。"问其故。曰："现在佛不拜过去佛。"上微笑而颔之，遂以为定制。

大意是说：有一次，宋太祖赵匡胤到寺庙进香，面对佛祖不知是否要跪拜。跪拜了，失天子威仪；不跪拜，对佛祖少了恭敬之心。于是宋太祖非常为难地问赞宁禅师：自己是跪拜好，还是不跪拜好？赞宁禅师揣摩到了皇上的两难心理，想出一个绝妙的回答："现在佛不拜过去佛。"这个回答非常巧妙，运用的就是"利用"，利用跪拜还是不跪拜的问题，既突出了宋太祖的地位，尊他为现世之佛，又尊崇了佛祖的地位，巧妙化解了难题。

2."利用"的方法

在遇到实际问题的时候，该利用什么，又该如何利用呢？

利用症状。

瑞士心理学家卡尔·荣格有这样一个观点：症状是通向治疗成功的门径。当我们陷入问题当中的时候，症状恰恰是联通问题和答案的大门。我们可以利用症状，先走进问题之中，然后在问题中寻找答案。

如对于紧张的人，我们可以先利用紧张，这样来思考：过去偶尔的紧张，并不会影响现在经常的放松，紧张的时候不放松就不放松吧，反正都已经紧张地放松了。所以避谈紧张或许就是一种不放松，当我们能轻松地谈紧张的时候，或许就可以紧张地放松了。

又如对于经常焦虑的人，我们可以这样来思考：像平常一样进入焦虑状态，但是要在固定的时间段内，在这个时间段除了焦虑可以不做任何其他的事情，同时在其他时间段可以做任何其他事情。

利用物品。

在陷入问题的时候，可以在面前摆放多个物品，选择其中一个物品代表自己的问题，然后自问自答：为什么选择它？它和问题的共性是什么？不同是什么？该如何对待它？如果解答它？等等。

利用感受。

对任何呈现出来的感受都可以去利用，并在消极的感受中找到正面意义。

如一位正在痛哭的朋友，如果这时你去安慰："不要再哭了，哭也解决不了问题。"反而会令对方更伤心，甚至会让他/她有不被接纳的感觉。这个时候，我们就可以利用对方正在痛哭的感受，对内容进行重构，变消极为正向："你正在痛哭而且是非常痛苦。那些眼泪就是代表着你过去的痛苦经历，看得出你非常难过，而能经历过去的种种不愉快，你就能更加了解自己已经克服了那些挫折。现在，看着自己痛哭时的样子，以平静的心情想着自己克服了它，你会如何做呢？"

用一个公式概括，就是："A越多，B就越多。"

利用时间。

有时候困住人的不是问题，而是我们放大了困扰的时间。如有人说："我实在找不到学好数学的办法。"从字面上看，好像困住他的是数学，不过细究起来，你会发现真正困住他的是不相信未来会有办法。也就是说，把问题的时间给放大、拉长，成了永远学不好。

如果我们能利用时间，就可以快速帮他梳理问题、解决问题。利用时间，可以从三个维度展开：利用现在、利用过去、利用未来。下面以实例显示怎么充分利用时间来解决"我实在找不到学好数学的办法"这个问题。

利用时间解决"我实在找不到学好数学的办法"

利用现在。就是给问题一个时间限定，限定这一刻。这样就为未来腾出一个空间，创造出无限的可能性。这里所用的语言模式是在问题前面加上"到现在为止"，可以这样回应："你的意思是说，到现在为止，你还找不到学好数学的办法，是吗？"

利用过去。过去是问题的起源，我们可以利用过去找到问题的根由，找到过去是否有应对问题的方法而为现在所用。所以利用过去，有两个方向：一利用过去找原因。可以这样回应："你过去发生了些什么，才导致现在的结果？"二利用过去找资源。在一个人的过去经历中，有失败、有成功，除了有失败的经验外，我们可以带着对方看看曾经成功的经历，找到方法，克服目前的困境。可以这样回应："假设时光可以倒流，让你有重来一次的机会，你做些什么改变，今天的结果会不一样？"或这样回应："在过去的学习过程中，有没有遇到难题而顺利答出来的情况，当时是怎么做到的呢？"

利用未来。未来是问题的前瞻，我们可以利用未来而拿到未来的资源或未来的结果，并以此作为我们改变的动力。我们可以这样回应："如果你不改变这一想法，十年之后，你的学习会变成什么样呢？"或者这样回应："假如你可以改变现在的想法，并找到学习的方法，十年以后，会是怎样的结果？周围的人会怎么看你，你又怎么看自己呢？"

立刻行动胜"拖延"

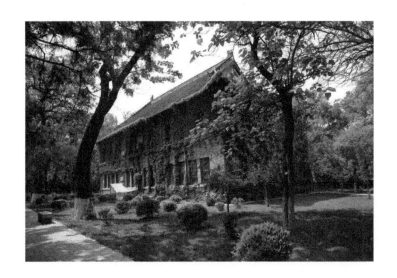

　　"拖延",就是目标任务在最后期限内无法完成,或者目标任务在最后期限内才刚刚启动。

　　曾有人写了这样一首打油诗:"春天不是读书天,夏日炎炎正好眠。秋有蚊子冬有雪,要想读书待来年。待到秋来冬又至,收拾书包好过年。"古代人有拖延症,其实现代人也有拖延症。举一个例子:

　　一位家长和我沟通说:"我那孩子什么都好,就是好拖拖拉拉。"

　　"有什么具体的表现吗?"

　　"拿晚上写作业举例,回到家不说先写作业,而是先玩一会儿,要么在家里骑平衡车，要么看动画片，从来不说先主动完成作业，不管催他多少遍都不听，非得等到晚上临睡才磨磨唧唧写完。"

"就此事和孩子沟通过吗？"

"沟通了无数遍，就是改不了。您说，这是不是拖延症，该怎么办？"

从这位家长的叙述中，我能感受到孩子在写作业这件事上有些拖延，抛开学习习惯的养成不说，单是"拖延"这个词就让人深感不适。

1."拖延"的原因

这里请大家和我一起来思考这样一个问题：一个人是否所有的事都拖延呢？答案当然是否定的，至少在我们喜欢的事上，我们绝无"拖延"二字。就像上面的孩子，玩平衡车、看电视，非但不"拖"，估计还没放学，心早就飞到那些喜欢的事上了。

那一个人在做什么事的时候会往后拖延一步呢？有人可能说："不喜欢的事呗。"不过答案也并非"不喜欢"这么简单。据说欧洲文艺复兴时期的天才科学家、发明家、画家达·芬奇就是个"拖延症"患者。他一生留下的传世画作不超过二十幅，其中有的一画就是三四年时间，像大名鼎鼎的《蒙娜丽莎》画了四年，《最后的晚餐》画了三年。如果说达·芬奇不喜欢绘画，估计很难令人信服，那为什么他会拖延呢？

拖延源于意识和潜意识的冲突。

意识趋向于立足现在，指向未来，让人达成目标；而潜意识趋向于让人留在原地，维持现状。这样一来，人的意识和潜意识发生冲突，就有了拖延。我们知道，人的潜意识遵循快乐原则，它总希望让人在行动之前先让自己享受一下最后的安逸，这样拖来拖去直到期限已满还未开始行动，这个原因直接导致无法达成目标。

拖延源于人类生存状态的改变。

随着人类科技的发展，生活节奏的加快，人类不可避免地要适应快节奏向前发展的步伐。像人类早期日出而作、日落而息的生活模式，早已无法适应现代人的需求。遥想人类早期，白天劳作，晚上休息，过着靠天吃饭、赖天穿衣的慢生活，晚上两眼一闭睡到天明，像什么孩子上学、自己出差、挣钱还贷等无需考虑，这就从根源上断了拖延。到了现代社会，社会化分工出现，竞争加剧，顺应自然、无所作为成了不好的表现，于是拖延成了自我否定的标签。

拖延源于注意力的涣散。

有脑科学家研究认为，"拖延"的起因是注意力的涣散。就像有求助者描述的那样：他也有心工作，可到了事上，往往一拖再拖，刚工作一会儿，就忍不住去翻手机，就这样持续几个星期不能聚焦，最终答应交给客户的报告，一次次延期，自己却很难控制。

注意力无法聚焦，有多方面的原因。抛开注意力缺陷障碍等生理原因，和当今社会新鲜事物多、诱惑抵抗力差不无关系。就像是用电脑写作，可能刚集中注意力在文字上，屏幕突然弹出一个小窗，出现一条消息。在这样的情况下，人的注意力常常被打断。

要排除注意力涣散导致的拖延，就需要做减法，减掉不必要的东西，减掉可能干扰自己的物品，在需要专注做事的时候，可以放下手机、断掉网络，以便专心致志。

拖延源于追求完美。

完美主义者常有拖延的倾向。对于他们来说，事无巨细的准备，成为拖延最好的借口，而在其内心深处是对失败的恐惧。如有位将领是个极度追求完美的人，自他上任，便秉持"永远不打无准备之仗"的理念，武器装备精良的时候担心队伍没有整备好，队伍整备好又担心时机不成熟，就这样因为过分谨慎而丧失多次胜利的机会，最终被免职。可见，过度地准备、过度地追求完美，是导致拖延的重要因素之一。

2. 有效应对"拖延"

第一步：接受自己。

接受自己，就是先接纳自己拖延的事实，接受自己失败的可能，接受自己的不完美。可以自己问自己以下问题：

> 等待带来了什么好处？
>
> 自己正在花费多大的精力来回避这项工作？
>
> 对这项工作将占用的时间，具体评估是什么？
>
> 想要怎样安排时间、拟订计划来完成这件事？
>
> 能做哪些事，让自己好起来呢？
>
> 如果做了，学到了什么？
>
> 有没有可以帮助完成工作的人？
>
> 接下来可以立刻上手去做的事是什么？

第二步：立刻行动。

立刻行动，是对新想法的积极测试，是对行动计划的执行和检验。假如在这个过程中，你有一种注意力分散的冲动，那么请坚持忍受八分钟，看看会发生什么。假如在这个过程中有了新借口让自己推迟，就请思考一下：这个新借口能带来什么好处？

第三步：坚持不懈。

坚持不懈，并非一蹴而就，而是每天都有进步，即便今天比昨天多坚持了一秒钟，多做了一件事，也请及时肯定自己、表扬自己。日积月累，终会积少成多，积土成山，而拖延会功亏一篑。

列出"清单"就清晰

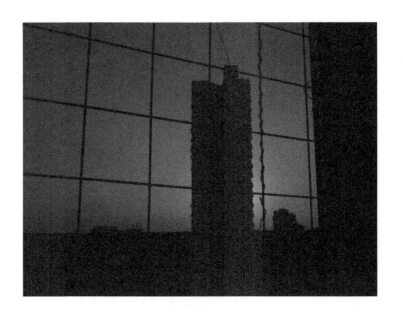

　　"清"，明晰，准确，一目了然；"单"，按照某种顺序陈列出来的有关条目。"清单"，指的是详细登记有关项目的单子，清晰明确，一目了然。

1.列清单有助于顺利工作

　　工作中，我们常遇到在同一个时期堆积了很多繁杂事务的状况。这时很多人会感到抓狂，理不出头绪，不知如何抉择。这时最简单的方法就是把头脑中的东西，列个清单，一一展示出来，使之可视化。

生活中，我们常遇到很多负面情绪纠缠在一起，让人难以自拔的情况。这时可以通过列清单，寻找真实的自己，化解消极的情绪。

很多名人都喜欢用列清单来管理自己的事务。科学家、政治家本杰明·富兰克林就是用清单管理事务的高手。电视节目制作人宝拉·里佐是一位清单控。这二人，都通过列清单，实现了对生活与工作的高效管控。

据说比尔·盖茨管理事务清单的方式更特殊。他的清单不是以小时为单位，而是以五分钟为单位去安排。他把一天二十四小时按每五分钟一个时段列出事务清单。而且，在工作繁忙的时候，他甚至以一分钟为单位进行安排。可以说，列清单，成为他成功的助力。

2.制作清单

制作用于事务管理的清单。

当面对繁杂的事务时，我们可以按照下面的步骤制作清单：

第一步，把手上的事项按轻重缓急写在一张白纸上；

第二步，拆解大项目变成小任务；

第三步，对清单上的每项事情作出时间估计，每项各需要多少时间完成，写在清单上；

第四步，统计完成清单上全部事项所需要的时间；

第五步，督促自己落实每项任务，每完成一项便在纸上把它删掉，有新的任务就添上去。

制作用于情绪管理的清单。

清单管理法可以用在促进积极情绪、化解消极情绪上，具体步骤如下：

第一步，列出"想要拥有的生活"清单；

第二步，在每项"想要拥有的生活"后面写上实施的时间；

第三步，在每项"想要拥有的生活"后面写上可能面临的阻碍，如何解除阻碍；

第四步，在每项"想要拥有的生活"后面写上可以利用的资源；

第五步，在每项"想要拥有的生活"后面写上可以立刻着手行动的计划；

第六步，在每项"想要拥有的生活"后面写上可以模仿借鉴的成功的人，他是如何做到的；

第七步，按照清单的行动计划，一个个去执行、去实现。

制作用于缓解压力的清单。

当我们面对压力的时候，我们可以用清单列出一些提供放松的快乐事件，做一个快乐事情的清单。

第一步，列出可以提供放松、让自我快乐的活动；

第二步，粘贴在触目可及的地方；

第三步，为每项活动列出时间计划；

第四步，实践。

制作用于找到优先事件的清单。

在解决繁杂事务的时候，我们有时很难分清哪个事情是需要紧急处理的，这时我们就可以结合想象找到优先处理事件，从纸上列出清单。

第一步，闭上眼睛想象有一台电脑；

第二步，想象把所有需要处理的事务从头脑中移到电脑屏幕上；

第三步，想象电脑会自动处理，并优先排序；

第四步，想象其中一项最重要的工作会在电脑屏幕上突显出来，这件工作便是最值得注意的；

第五步，接下来让第二件、第三件事依次在想象中凸显出来；

第六步，睁开眼睛，把这些事列成清单，写在纸上。

"问题"是什么

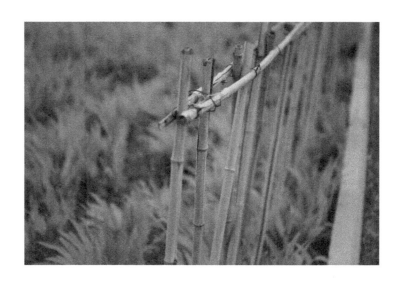

"问题"，指要求回答或尚待解决的题目。

1.对问题的态度不同，结果也不同

人生旅途中，难免遇到问题，只是每个人对于问题的态度不同：有的人积极应对，寻找答案；有的人消极等待，逆来顺受；有的人强硬对抗，不肯接受。对待问题的不同态度和不同方法，决定了接下来的发展。

教育家陶行知说，创造始于问题，有了问题才会思考，有了思考才有解决问题的方法，才有找到独立思路的可能。由此可见，问题是创造、思考的起始，是人类前行的推动力。可事实上很多人面对问题时的态度并没有我们想象得那样积极。

有这样一个练习：

首先请您找一位同伴，您和同伴分成两个角色：A代表自己，B代表问题。然后请A依次对B说出下面的话，请B去体验感受：

"你是有问题的。"

"请你离我远点。"

"我不想再看到你。"

"你是错的，你要改。"

"我担心我解决不了你。"

当问完这5个问题后，请代表问题的B谈一谈听到这些话后的感受。

接下来，请B做几个深呼吸，调整一下状态，然后A依次对B说出下面的话，请B体验这次有何不同：

"你是我的一部分。"

"我看到你了，感谢你的提醒。"

"你是我人生的资源。"

"我会去支持你。"

"你负责呈现问题，我负责找到方法，我们是一体的。"

上述练习中，B的两次体验有明显差异，第二次的体验更能带来正向感受，并且有利于问题的解决。

2.问题本身不是问题，不接受才是问题的开始

不可否认的是，人生会遇到各种各样的问题。问题本身带来的不适感只占一小部分，而不接受问题时的内心冲突才是阻碍前行的最大障碍。

有新闻报道：一个人体检查出重病，仅是因为难以接受现实，没有几个月就郁郁而终；另一同样身患重病之人，积极调整心态，接受得病事实，一边积极配合医生治疗，一边利用恢复之际舞文弄墨，陶冶情操，用他的话说就是"既来之，则安之"，既然疾病来了，就积极治疗吧，治疗不好，就安心和它一起度过吧。这种心态，其实就是"问题来了我只看问题，只思考如何利而用之，如何转化问题"的坦然，用四个词语概括就是面对、接受、放下、转化。

面对，需要力量，是看到问题、直面问题后的迎难而上，是解决问题的开始。假如在问题面前，一味逃开，那就和小孩子过家家无异，更何况逃开的结果也只是像鸵鸟将头埋在沙子里一样，解决不了问题。面对，需要我们积极迎上去。

接受，需要智慧，是看到真相后的主动接纳。主动意味着主动权始终在握。因此，接受不是事已至此的无可奈何，而是看清事情本质后的因势利导。接受，既要承担起自己在问题中该负的责任，又要看到问题本身所具有的资源和意义。

放下，需要勇气，是接受如是之后的坦然。人们常说："拿得起，放得下。"放下，就要放得彻底，以便腾出双手。放下是放过自己，不再执着于痛苦；放下是和解，是内心开始和问题和谐相处；放下是化解，消除负面情绪带来的困扰。放下，让我们不再负重前行，可以重新开始。

转化，需要清醒，是放下负重之后的新方向。我们面对并接受了问题所带来的启示之后，在放下了问题附带的负面情绪之时，便可以把问题所带来的资源和意义转化为走向未来的动力。转化，是对未来的规划，是转身开启新生活的起点。

3.对问题的不接受，是冲突产生的根源

冲突，是内心的一种矛盾状态。曾经有人和我交流："王老师，我有洁癖。人家洗一遍手，我得洗两遍。您说我这是不是有问题。"其实我

能理解这位朋友的困惑，同时我比他能接纳"洗两遍"，不像他无法接受。不接受，内心就会有冲突，就会树立问题的对立面，对立双方势必会斗争下去。

或许有人会问：假如面对问题时，内心有冲突该怎么办？有人回答："冲突，本身源于人类能够做出选择。当我们有选择的时候，说明我们有至少两种想要的东西或者有一种对结果的害怕。"所以，内心有冲突是好事情，至少证明我们有选择，而且是两个选择。当然要保持一份觉知，不要陷入冲突当中，要学会站在冲突的外面去看冲突的两方，看因何而起冲突，冲突背后的原因是什么，是否有共同的价值和目标，是否能找到三种及以上的选择，等等。

综上所言，问题对我们来说，可以转为资源，指出方向。接纳问题，因势利导，将问题转化为向前的动力，是人生应具有的智慧。泰戈尔曾经说："世界上使社会变得伟大的人，正是那些有勇气在生活中尝试和解决人生新问题的人！"

心灵"保险箱"

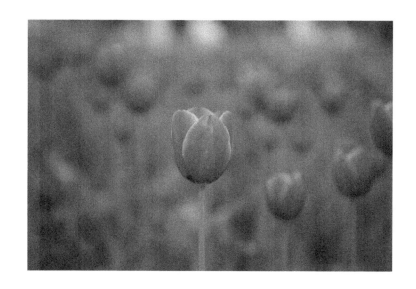

"保险箱"，一种特殊的容器，常用作保存人的贵重物品。它的特性就是"保险"，可以让保存的物品完好无损，有的还具有报警功能，当里面的贵重物品遭人盗窃时，会发出警报，提醒主人注意。

接下来我们讲的"保险箱"，并非用来保存真的金银珠宝或机密文件，而是用来储存我们生命中一些重要经历的心灵"保险箱"。

1.心灵"保险箱"的意义

人生旅途，难免经历风雨，就会出现这样的可能：有些事情对我们来说是宝贵的经验，有些则会影响我们前行的步伐。这些事情以多变的形式储存在我们的记忆当中，有些是某种痛苦的感受，有些是某个可怕的念头，有些是刺耳的声音，有些则是不忍直视的画面。这些或轻或重的心理创伤直接影响着我们的生命质量。

它们看不见、摸不着，却时时刻刻影响着我们。这里我们做一个假设，假设我们可以用一些方法把它们储存到一个心灵"保险箱"里，那它们就不至于经常冒出来干扰我们。这些心理创伤并非被我们所抛弃，只是被安放在一个安全的处所，就像是被归类的文件一样，成为我们的宝贵经验的一部分。这样做，是一种认知的调整，让我们可以改变对心理创伤的看法，从最初的抵触排斥，到调整后可以了解其存在的意义，到安全地接纳。

心灵"保险箱"，本身被设计成一种稳定性状态，用来稳定来访者的情绪，让来访者有能力掌控心理创伤所造成的伤害。心灵"保险箱"靠想象来完成，它通常需要让来访者先进行呼吸放松，凝神观想，然后对心理上的创伤材料"打包封存"，来恢复个体的正常心理功能。这一技术不仅可以用于严重的心理创伤的处理，还能有效处理我们平常一般的压力和情绪困扰。

2.心灵"保险箱"的设置

下面的流程是我结合自己的咨询实践整合出的一套适合一般心理困扰的"改良版"的心灵"保险箱"，可以用来处理一般性的心理问题。

第一步，将问题实体化。

问题实体，指的是当我们遇到问题的时候，首先可以把心理上的痛苦材料或者待管理的负面情绪，转化成有形之物。人的很多心理困扰是看不见摸不着的，很难对其进行管理，所以我们第一步可以把这种无形的有关心理的痛苦材料或者负面情绪等进行实体化，化为可以看得见摸得着的一种东西，最好是生活中常见的东西，同时这种东西能够具有契合心理问题的特点。

举几个例子：

假如您正在因为某个念头苦恼，可以在想象中，把念头写在一张纸条上，这样一来，念头就有了承载，实体化为纸条。

假如您正在因为脑海中存在的某个画面而恐惧，可以在想象中把画面定格在一张照片上，这样一来，恐惧的画面就实体化为照片。

假如您因为讨厌某种水果气味而烦恼，可以在想象中，把气味吸进一个瓶子，并塞上塞子。

假如您正为身体的疼痛所困，可以在想象中给这种感觉一个外形，如石头、乌云、铁球等。

当然也有特殊的情况，如某个症状同时具备视觉、听觉方面的表现，就可以分别进行实体化，将声音实体化为录音笔，将画面实体化为照片，然后分开存放。

第二步，构建心灵"保险箱"。

当把问题实体化后，就可以构建心灵"保险箱"了。这一步也需要在想象中完成。想象中的"保险箱"可以是古典的，也可以是现代的，可以是任何样式的。这里有几个要点，需要把握：

①牢固性。"保险箱"可以是任何材质的，但需要坚固，如果想象出来的不够坚固，就需要调动想象力，把它加固一下。

②保密性。"保险箱"需要是加密的，而且密码只有使用者自己知道。加密的方式可以是多样的，按键的、转盘的、指纹的等均可。

③细节性。"保险箱"要尽可能多想出一些细节，如颜色、大小、材质等，这有助于来访者更加专注地去体验。

如果您是在帮来访者构建"保险箱"，则可以让来访者尽可能多地去描述上面的这些要点，越详细越好，这会有助于来访者接收到更多有关于安全、稳定的暗示。

第三步，澄清。

澄清，是重要的环节，这也是原技术没有的步骤，而在实际应用中，对心理困扰或负面情绪的澄清，有利于来访者发掘困扰或负面情绪背后的意义，有利于增强其改变的动机。

澄清可以根据实际情况，从多个维度展开，下面着重介绍两个方面：

①从困扰角度澄清。让来访者了解：困扰（或负面情绪）是从何时来的？来了多久了？带给自己怎样的困扰？哪些想做的事没法做了？

②从解决角度澄清。让来访者清晰：最快的解决会在什么时候来临？自己如何评估问题已解决？周围有哪些资源有助于问题的解决？接下来立刻可以采取哪些行动？

第四步，放进"保险箱"。

当澄清完之后，我们可以做出选择了：是继续带着困扰，还是把它放进"保险箱"里？因为这时有些人会因为澄清了问题，而不再需要存放"保险箱"了。假如需要的话，接下来就可以把实体后的困扰或负面情绪放进"保险箱"，这一步同样是在想象中完成的。如果能顺利地放进去，就可以直接做第六步了；在实际操作中，如果出现无法放进去的情况，就需要做第五步。

第五步，意义储存。

在实际操作中，有的人无法把实体化的困扰（或负面情绪）放进"保险箱"，一个重要的原因可能是无法割舍。

可以先说这样的话："请看着实体化后的困扰（或负面情绪），在这里面或许有一些意义，对我们的人生是有价值的，即使我们现在还没办法完全领悟这份价值，但相信在今后的日子里，随着自己更多的学习和成长，意义和价值会慢慢浮现。"

说完这些话之后，引导来访者在想象中让意义和价值以某种形式慢慢分离出来，融进身体的每一个细胞、每一根神经纤维、每一块肌肉组织里，逐渐成为身体的一部分。

直到所有的意义和价值都转化完成，请再次看着实体化了的困扰（或负面情绪），看看和刚才有什么变化，是什么颜色，大小是多少，什么材质，等等，然后再放进"保险箱"。

第六步，测试残留。

放完之后，需要测试一下，可以看看在自己的心灵空间里，在身体当中，那份困扰（或负面情绪）还剩多少，是否有残留。如果有，就重复上面的步骤，直到所有的困扰（或负面情绪）都移到"保险箱"里，然后加上锁，或设上只有自己知道的密码，并且保管好开锁的钥匙或密码。

第七步，安放"保险箱"。

最后一步，就是要把"保险箱"放到一个地方了。这个地方可以是心灵空间，可以是身体之外的某处地方，可以是地球上的某个处所，甚至可以是宇宙空间，唯一要注意的就是，这个位置自己要记得，因为遗忘掉本身就是对困扰（或负面情绪）的不接受。

对于一些比较大的困扰，可以按照前面所讲的，分别把视觉、听觉等材料进行实体化，然后放到不同的"保险箱"里，编上号，并把"保险箱"放到不同的地方。

这样一来，困扰（负面情绪）的影响程度就可以降到很低。

画方框就"脱困"

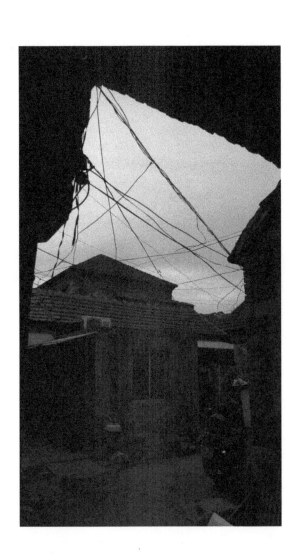

"脱困"，从字形上看，"困"的"囗"就像是桎梏人生的枷锁，要挣脱枷锁从围栏中出来，需要我们能找到方法，寻得出口，快速脱困而出。

接下来介绍一个我在心理咨询中常用的画方框"脱困"的小技巧。这个技巧在前人总结的流程的基础上进行了更改，以便可以更简明地使用。

画方框"脱困"，就是在纸上从左向右依次画几个方框，每个方框都代表着问题参考框架，既标明了边界，又指明了突破的方向，您需要做的就是在每个方框里根据提示写上答案。

1.准备活动

首先，请您想到一个困境。

接下来，找一张足够大的白纸，把纸横过来放，在纸上留出足够的空间。

再准备十二种颜色的笔，在这张纸上从左往右用不同颜色的笔画出十二个方框。

这十二个方框内的主题依次是"问题框—目标框—身份框—平衡框—时间框—因果框—假设框—未来框—方法框—成功框—行动框—变通框"。

2.实施过程

根据不同的主题，您要依次在方框内填写。

在纸上画出第一个方框（问题框）。

在方框里写上您的困扰和正在面对的问题。如："我想避免……B。"

在右边画出第二个方框（目标框）。

心里依然想着那个困扰或问题，同时思考：自己希望明天有怎样的改变？或者思考：避免了B之后，想要的是什么？

然后在第二个方框里写下自己想要的，也就是目标。如："避免B，是因为我想要做到A。"

画出第三个方框（身份框）。

思考一下：我是谁？我到底想成为一个什么样的人？这个目标（脱离困境）A真的是我想要的吗？能否帮助我成为我想成为的人？

思考后把答案写到第三个方框里。

画出第四个方框（平衡框）。

思考一下：为了达成这个目标，会出现哪些我不能或者不愿意承受的后果？我要实现的目标是否符合整体平衡？我是否愿意付出相应的代价、承担相应的责任？

如果明确了，就把思考后的答案写到第四个方框里。

画出第五个方框（时间框）。

经过上面的澄清后，如果这个目标的确是自己想要的，就心里想着已确定好的目标，同时在第五个方框里把目标改写成："到现在为止，我尚未做到A。"

通过这一步的时间改写，就把未达成目标的困境留在了过去，同时未来还有可能突破，体验一下内心的改变：是不是这个困境开始松动了？内心跃跃欲试要去突破它了？

画出第六个方框（因果框）。

心里想着改写后的目标，在符合上面平衡框的前提下，思考一下：是因为过去不具备、不懂得、没掌握什么，所以到现在为止，尚未能做到A。

想好之后，可以在方框里把找到的造成困境的原因写出来："因为过去我不具备、不懂得、没掌握_____，所以到现在为止，我尚未能做到A。"

通过找到造成困境的前因后果，进而找出破解困扰的可能性，找到突破点。

画出第七个方框（假设框）。

心里想着找到达成目标的突破点，大胆地去做个假设，然后在方框内写上："当我具备了、懂得了、掌握了_____之后，我便能做到 A。"

画出第八个方框（未来框）。

根据假设去做一个未来规划，然后写上："我要去学_____，我便会做到 A。"

画出第九个方框（方法框）。

在这一个方框里写下："为了达成这个目标，我还可以选择_____或者使用_____等方法。"

通过多次激发思维，看看有没有更多更好的方法。

画出第十个方框（成功框）。

这一次请您去体验一下未来成功地做到了 A 之后，就会怎样。把您能想到的成功景象描绘到第十个方框里。

这一步请您充分体验做成之后那种成功的感觉，去感受一下当成功之后能给自己带来哪些意义和价值，自己的人生会有怎样的不同，是否能给自己带来充分的满足感。

画出第十一个方框（行动框）。

从上面的多种方法和选择中，找到一个可以立刻上手去做的，写到第十一个方框里。

画出第十二个方框（变通框）。

这个方框可以暂时空置，在之后的实践中，根据行动计划落实的情况进行变通调整后再填写。

心理方法助应用

所谓自我心像，就是人脑用图像所呈现出的对自己的评价和看法，是在内心绘制的自画像。就好像身材肥胖的女士，当她认定了自己就是微胖时，内心就会绘制胖的心像，自我心像一旦形成，会牢牢地控制着人的外在行为，引导她以胖的样子示人。所以如果想要瘦下来，就需要先在内心为自己绘制瘦的自我心像。如可以闭上眼睛，在放松状态下冥想自己瘦身成功的样子，用成功的样子来代替内心有关自我的消极形象。假如想象有些困难，可以选择自己之前瘦过的照片，并暗示自己：这就是自己理想的样子，这就是自己。

"数数"中的大道理

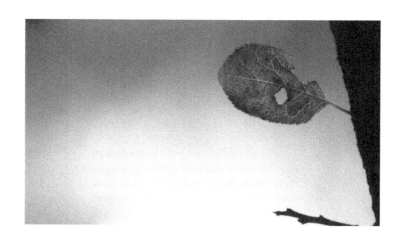

　　"数数"，指通过某种方式或途径计算详细的数字，是一种普通的行为。从小的时候开始，我们就唱着儿歌学数数："门前大桥下，游过一群鸭，快来快来数一数，二四六七八……"年龄渐长，掰着手指数；再大点，心里默念着数。可以说，数数是我们认知世界的一个重要方式。

　　人天生好像对数数敏感。有这样一个故事：

　　　　楼上有一人经常晚归，临睡前都要把两只鞋重重地丢到地板上，然后再睡觉。为此楼下住户苦恼不已，常常等鞋子落地后才能安睡。这一天，楼上再次晚归，丢了一只鞋子在地上后，突然想起会影响楼下，于是把另一只鞋子轻轻放在地板上。过不多时，楼下住户来访："你赶快把另一只鞋子放下啊，要不然我心里总是放心不下。以前你丢鞋子，我总在心里默数'一、二'，然后才能睡踏实。"

这是一个典型的数数作用于人的例子，看似好玩，其实蕴含一些道理。

1.数数的好处

数数，有利于聚焦注意力。

数数，容易让人形成单一意念。大脑由许多细胞构成，脑储存信息的容量惊人，人每天会产生非常多的念头，多到什么程度，恐怕难以计数。数数，可以让人从纷繁的念头中跳脱出来。我们专心数数的时候，注意力聚焦到数字上面，人可以轻易进入心无旁骛的状态。

常见的数数聚焦注意力的方法有正序法和倒序法。

正序法，就是数字从小到大，依次来数。如："一、二、三、四、五、六、七、八、九、十。"

倒序法，就是数字从大到小，依次来数。如："十、九、八、七、六、五、四、三、二、一。"

两种数数的方法并无优劣，都可以用来聚焦注意力。

对于念头较多、思虑过重的人，可以采取倒序法数数。这种方法，相较于其他方法而言，可以获得更高的专注度。如，可以从"十"向下，每减"2"数一个数字，即"十、八、六、四、二"。

数数，有利于激发单调刺激。

生理学家巴甫洛夫认为，单调重复的刺激，能使大脑皮层产生选择性抑制，也就是局部睡眠。他认为，假如抑制毫无妨碍地扩散到整个大脑皮层，那就是平常的睡眠；假如只有大脑皮层的一部分受到抑制，那就是通常所谓的催眠状态。

数数，简单易行，可以随时随地展开，将人的注意力集中于数字刺激，进而从外界繁杂的环境中脱离出来，从而慢慢让大脑进入催眠状态。数数本身就是一种单调枯燥的刺激。

数数，有利于提出建议或指令。

生活中有这样的情景：

> 孩子躺地下要赖皮，妈妈无奈地指着孩子说："我数三个数，你再不从地上爬起来，我可走了。"说完，妈妈开始数数："一、二、三，好，你不起来是吧，我走了。"

学校里有这样的场景：

> 老师带领学生们一起为运动员鼓劲："一、二、三，加油！一、二、三，加油！"

传统催眠中有这样的引导：

> 催眠师说："接下来，我会从十数到一，每数一个数字，你身体会体验到放松下来的感觉：十、放松，九、继续放松，八、头顶放松了，七、额头放松了……"

由上可见，把数数同建议或指令结合在一起的时候，会收到很好的效果。究其原因：一是数数具有条理性，能够起到聚焦注意力的作用；二是单调的刺激能使大脑皮层产生选择性抑制；三是人对于数字有选择性关注的习惯，会更加关注数字后面的内容。

2.数数的运用

数数，如果能巧妙地结合心理学的技巧，应用到生活当中，可发挥大作用。

第一，数数，可以作为一种催眠的技术使用。

数数，常被用作维持或加深催眠深度的技术，具体操作有以下几种：

第一种，单纯数数，如"十、九、八、七、六、五、四、三、二、一"。

第二种，数字＋建议（或指令），如"十、放松，九、继续放松，八、头顶放松……"。

第三种，数字＋建议（指令）+意象，如"十、头顶放松，就像手指在头顶按摩一样舒服……"。

这里要特别指出的是，数数可以用在催眠上，但用来帮助睡眠的效果不佳。这是因为在数数的过程中，大脑皮层并没有真正进入休息状态，而是选择性抑制，也就是局部睡眠，还需要进一步发展为深度睡眠。

第二，数数，可以作为运动的助力使用。

运动的时候，如步行、攀爬，都可以边走边数数，既可以心中默数，也可以数出声来，这样做不仅可以提升专注度，还可以增加运动的乐趣。尤其是爬山的时候，结合正序数数法，能增进积极向上的心态，让人的心理能量得到提升。

第三，数数，可以作为忘却疼痛的方法使用。

疼痛是一种不适的体验，疼痛时，可以利用数数法转移注意力，并配合暗示和想象，能削弱疼痛感。

有一个叫"刻度止疼法"的催眠方法，就是利用数数来削弱疼痛感。它通过想象来实施，让体验者闭上眼睛，想象面前有个和他/她身高等高的刻度尺，刻度尺上的刻度从上往下依次有十个数值，指针正好落在当下体验到的疼痛数值上。最上面的数值是"十"，代表着难以忍受。数值是"九"，则代表能体验到的疼痛值是九分。最下面是"〇"，代表没有感觉。可以让体验者将刻度表的指针慢慢往下调，在这个时候可以数

一词一心理

数，如：

现在请您慢慢、慢慢地往下调到八，感觉下降一层，更加地舒服了。

调到七，感觉下降一层，更加地舒服了。

调到六，感觉下降一层，更加地舒服了。

调到五，感觉下降一层，更加地舒服了。

调到四，感觉下降一层，更加地舒服了。

调到三，渐渐失去感觉，更加地舒服了。

调到二，更加地舒服了。

调到一，更加地舒服了。

等一下把指针调到〇，当您调到〇的时候，除了舒服的感觉，将感觉不到其他的感觉了。好，请你往下调到〇，全身感觉很舒服。

第四，数数，可以用作控制情绪的方法使用。

当要发怒的时候，可以数数。就像有人说的，在发火前先冷静三秒。这三秒就可以用来数数，如从一数到三，这样做可以有效地打破不好的状态，去除负面心锚。

当心情烦闷的时候，可以数数。如一边梳头一边数数，每梳一下都好像是梳理了一遍自己的烦恼。我之前讲课的时候，曾对学员开玩笑说，梳掉的头发就像是梳下来的烦恼，头发稀疏，也不全是坏事，至少代表烦恼少了很多。

"戒烟"有窍门

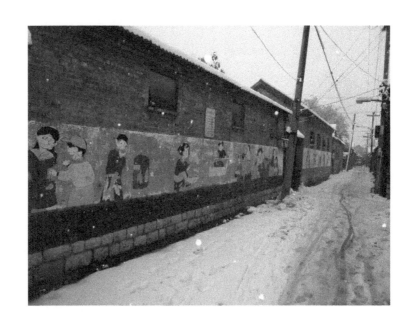

　　戒烟，指染上烟瘾的人，通过主动或被动的方法去除烟瘾。

　　如何才能高效戒烟呢？我们知道，戒烟不仅要从生理层面戒除对尼古丁的依赖，还要从心理层面入手，去除多年建立起来的有关吸烟的条件反射。因此，要想提高戒烟的成功率，需要从心理层面进行剖析，发掘吸烟背后的心理动力，并最终找到替代行为。

1.为什么有的人选择吸烟

用吸烟缓解压力。

目前比较流行的一种观点是，吸烟能够缓解压力。

从生理的角度来讲，香烟中含有大量的尼古丁，能促进大脑分泌"多巴胺"，让人产生愉悦感，这有助于压力的缓解。

从心理的角度来讲，吸烟是在模拟深呼吸，深深吸一口烟是一种放松的行为。

另外，吸烟的时候，会让人从平常事务中抽身而出，让身心得到片刻休息。

用吸烟帮助人际交往。

两个人，尤其是不熟悉的两个人，初次见面，难免感到尴尬，这时候烟便成了打破社交僵局的工具，递上香烟成为"礼仪"。

对于同是烟民的人来说，共同吸烟，似乎就有共同语言，可以缩短双方的心理距离，有时候能够起到"破冰"的作用。

抽烟与一种控制感联系在一起。

生活中的某些人，当有情绪的时候，为了避免行为失控，会躲到一旁抽闷烟。这种方式可以让他们减少心理上、生理上的紧张和焦虑，从而控制自己的情绪。

用吸烟控制体重。

这存在于一部分女士当中，因为吸烟能够抑制胃口，通过这种方法她们可以控制自己的食欲，进而控制自己的体重。

吸烟代表某种身分标签。

很多人在青少年时期就开始吸烟，因为吸烟通常是一个特定小群体的身份标签，这里的标签含有所谓的"成熟"成分，让吸烟者从外表看起来似乎更老练、更自信、更突出。

以上是吸烟可能存在的一些心理动力，在一定程度上吸烟起到了满足内在需求的作用，同时这种满足建立在不适行为的基础上，因为"抽烟有害健康"。吸烟，表面看起来有好处，可是"烟瘾越来越大"，"积久成疾"，往往得不偿失。当我们能够澄清这些原因的时候，这些深埋在潜意识中的动力就会被我们的意识觉察，我们就可以选择更多的替代行为去"替代吸烟"。

2.如何戒烟

改变对香烟的联想。

我们对于事物的认知，是一个学习的过程。这个是什么，那个是什么，我们首先对其进行定义，然后建立联系，进而产生生理、心理上的反应。吸烟者在之前的经历中，基于一些原因建立起自己的一套对于香烟的联想和反应，这直接影响着自己对吸烟的态度。如第一次抽烟，正好是在劳累的工作之后，旁边有人递过来一支烟，说抽一支解解乏。几次强化后，就对香烟建立起能让人放松的联想和反应。我们可以通过改变对香烟的联想和反应，达到戒烟的目的。

我不知道大家是否注意过，国外的香烟盒和我们国内的香烟盒有所不同。国内的香烟盒一般都印有"吸烟有害健康"的字样，而国外的香烟盒多数直接印着一张令人产生不适联想的图片，如癌症病人烂掉的肺等。两者的目的都是劝人少抽烟，让吸烟的人产生负面联想，同时产生身心不适的反应。这样有助于削弱吸烟者之前对香烟建立起来的正面联想，削弱吸烟者对香烟的依赖性。

医院呼吸科墙上的挂画也是这个道理。那些变得像碳一样的肺，那些肺癌患者的痛苦样貌，对吸烟者产生警醒作用的同时，也帮其建立起有关吸烟的负面联想，以便帮助其戒烟。

改变对香烟的记忆元素。

通过每种感官进一步分解之后得出来的元素，就是记忆元素。记忆元素是人类用来记忆、想象、感受的基本单位。不同的记忆元素组合，形成我们对世界不同的认识和看法。从脑海中把有关某个事物的记忆元素改变，意味着我们可以改变此事物对我们身心状态和内在感受的影响。

对吸烟者，假如我们改变了他关于香烟的记忆元素，也就改变了他对香烟的联想。我们可以让吸烟者先在脑海中浮现出想到的香烟画面，然后把记忆元素一一呈现出来，包括画面是大是小，离自己是远是近，画面是彩色的还是黑白的，画面的亮度是暗的还是明亮的，自己是在画面里面还是在外面，等等。接下来，找出主导感受的关键记忆元素（通常是大小、远近、结合/抽离、明暗、焦点、颜色等）。

下面是我引导吸烟者戒烟的一次训练：

我：好，现在请您闭上眼睛，回忆一次非常享受的吸烟的情景。请您去看当时的画面，听当时的声音，感受当时的感受。当您能够看到、听到、感受到的时候，请您点头告诉我。

吸烟者点头。

我：现在看看您是在画面里面还是在外面？

吸烟者：在里面。

我：场景是清晰的还是模糊的？

吸烟者：很清晰。

我：是彩色的还是黑白的？

吸烟者：彩色的。

我：是活动的还是静止的？

吸烟者：活动的。

············

就这样——澄清了所有记忆元素之后，我开始邀请他和我一起调整他有关吸烟的记忆元素。

我：好，现在请您先从画面里走出来，就像您可以抽身而出一样，而那时的自己依然留在画面里，您在外像看电影一样看着那个场景。同时您手中有一个遥控器，可以帮您去调整这个场景，现在把画面变成黑白的，加一点雪花点，变得模糊些，然后慢慢推远，变小，直到看不清楚。

·············

在经过这一番的记忆元素调整之后，吸烟者再想到香烟时，之前那种强烈的感受已经开始变淡了。

上面的咨询记录是经过删减后的，里面还有一些细节，在这里就不一一赘述了。

减少期待，活在当下。

对于很多吸烟者来说，戒烟后遥遥无期的"等待"很"熬人"，也很磨炼人的意志力。往往刚开始戒烟效果很好，可随着时间的推移，便开始焦虑自己是否已经真正戒掉了香烟。

很多人内心会多了一份期盼，盼望着能有一个标志性的时间点来宣告自己从今往后正式告别香烟了，但实际的结果往往事与愿违。而其中一部分人为了缓解这新的焦虑，走上了"复吸"的道路。所以，"减少期待，活在当下"是非常重要的，只有这样才能让我们踏实地走好每一步戒烟的路。戒烟没法用时间的长度来衡量，我们唯一要做的就是活在当下，行在今日。

"瘦身"有妙招

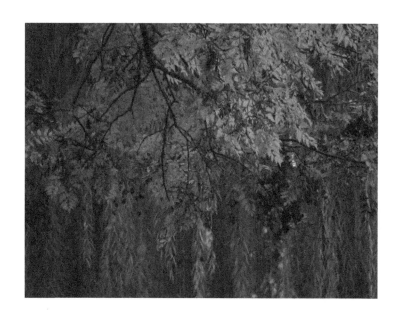

　　"瘦身"，指的是运用一些科学方法减轻体重，减少体内脂肪，使身材苗条。

1.瘦身与减肥

　　在一般人看来，瘦身就是减肥，就像下面的对话：

　　　　"好久不见了，怎么看你又胖了。"

"是啊，该减肥了。"

"是不是最近太忙了。"

"是啊，最近事情太多，都没空锻炼。"

"瘦点好，身体健康，人看着也精神。"

从两人的对话我们可以推知，其中一人希望自己的体重有所减轻。这样看起来好像瘦身和减肥是一回事，可如果继续问对方体重减轻是为了什么，估计会说："瘦了，会减少'三高'的风险，有益健康啊。"如果再进一步问，估计会说："显瘦，为了好看。"由此可见，减肥的目的是为了瘦下来，健康且好看。这样一来，减肥就像是瘦身的某一个阶段，而瘦身蕴含着减肥，是进一步达成的目标。但是，瘦身和减肥有区别。

减肥是个容易激发负面联想的词汇，首先让人想到肥；瘦身激发的是人的正面联想，更容易达成瘦的预期。

我们知道，潜意识有个特性，就是只接收核心词汇，而不管否定词。就像"减肥"这个词，会让潜意识直接按照"肥"来反应，然后才会用任何能想到的方法把它从头脑中去除。简单理解就是，当我们说要"减肥"的时候，我们的潜意识会先让身体"肥"起来，再"减"掉。事实上，身体非但不会"瘦"下去，反而会越"减"越胖，之后当我们意识到的时候，调动意志力去"减"，发现"减肥"是一件非常困难的事情。

"瘦身"这个词则不同，它不像"减肥"："减肥"，是我们不想要的，是要避免的；"瘦身"，直接表明了目的，有一个非常明确的目标，那就是"瘦"。

瘦身里面不仅含有从肥的状态瘦下来的意思，还隐含着塑造完美身材的意思。

"减肥"就是减轻体重。而现代人讲的"瘦身"，既包括减轻重量，又包括塑造完美的身材，这两者并非递进关系，而是同等重要的并列关系。换句话说，就是一个人即使体重没有减轻，可身材从臃肿变得凹凸有致，身体由满是赘肉变得结实有型，该瘦的瘦，该丰满的丰满，就达到了现代人"瘦身"的目的。

瘦身比减肥来得更健康、更科学，瘦身即瘦心。

曾经有这样一个例子：

> 欧洲有个名模，身体瘦得只剩皮包骨，还觉得自己太胖，接受采访时一再强调自己要减肥。

明明不胖还要减肥，那就不是减少身体脂肪这么简单了，或许需要的就是心理上的"瘦身"了。

我们知道，人在压力状态下，容易变胖，瘦身则和"减压"有关联。那位名模已经无法"减肥"，而是需要"瘦身"，"瘦"下去的，不是身体的脂肪，而是"爆仓的压力"了。

2.瘦身的步骤

通过以下步骤，配合有效的运动管理和饮食管理，相信可以实现自己的瘦身梦想，过上自己的理想生活。

第一，接受自己。

在瘦之前，首先要接受自己不瘦这个事实，这样做的目的是为了减少"内耗"。"内耗"是耗能的，消耗就得补充。假如一个人整天自怨自艾，不接受自己，每天都在消耗精神力，每天也就需要额外补充精神力，这样一来，想瘦就不太容易。

接受自己，除了外形上的接受，还需要从以下两个方面入手：

①接受成长中的自己。从成长经历着手，接受过去尚未成长的自己，特别是小时候那个缺少经验、只能凭当时所拥有知识和能力去处理每件事情的自己，虽然那时不懂得如何可以做得更好，但那是当时能想到的最好的方法。

②接受成长经历中的父母。接受成长中的父母，指的是在我们的成长历程中，有时因为父母有心或无心之过，给我们造成伤害（重大伤害除外，如侵害类）。这些伤害在一定程度上会影响我们的生命质量，让我们陷入内耗中。所以接受父母，其实也就是接受自己的某一部分。通过接受，我们一方面接纳来自父母生命的传承，获得生命的力量，另一方面我们可以看到他们所做事情背后的正面动机，因为那个时候父母还没有学会如何做一个好的爸爸妈妈，他们只能凭借他们所拥有的知识和能力去做他们认为好的事情，现在我们可以把那份责任交还他们，我们则可以更好地去活出自己。

通过上面两个方面的接受，我们便可以把大部分内耗的精神力都收回来，这样就不要补充额外的精神力，从而为瘦身打下基础。

第二，澄清为何吃得多。

我们知道，瘦身通常是饮食改变和运动改变的结合。食物摄入过多，容易导致发胖，我们需要分析"吃得多"的原因。

其一，以吃东西作为犒劳方式。

从生命之始，食物就是我们生存的必需品。所以食物很容易被作为奖励给我们。不管是完成了简单的任务，还是取得了巨大的成功，吃东西是常用的犒劳方式。如：考试成绩好了，爸爸、妈妈会说："走，吃顿好的奖励一下。"工作取得业绩，同事会说："走，吃顿饭庆祝一下。"

其二，以吃东西作为安慰手段。

我们心情不佳，身体不适，遭遇失败，"吃个饭"常常被作为安慰的手段，通过这种手段，可以暂时缓解我们遭遇的不愉快。

其三，以吃东西获得力量。

当我们感觉缺乏力量的时候，会首先想到吃东西，因为吃东西可以直接补充能量，吃了东西以后，我们似乎感觉自己身体变大了，内心更具有安全感和力量感。

其四，以吃东西获得爱。

这就像小时候，我们一哭闹就会得到奶瓶。另外，有时候我们为了迎合爱我们的人，我们也会吃很多东西。有这样一个案例：

> 一位女士成年后爱吃馒头，而她对自己的身材一直不满意，可对馒头无法节制。在寻找根由的时候，我发现，原来她小的时候，每当她吃妈妈亲手做的馒头时，妈妈就特别开心，而这成为她获得妈妈的爱的一种方式。她成年以后，小时候的事情记不清了，但对馒头的热爱一直保持在潜意识中。

其五，以吃东西克服恐惧。

就像前面所说的，吃东西可以获得力量，但是有一些人吃东西是为了克服内心的恐惧。就像小的时候，当我们不好好吃饭的时候，老人会吓唬我们："再不好好吃饭，小心长不高。"

以上五条原因，是比较常见的。当然您也可以从马斯洛的需求层次理论（生理需求、安全需求、社交需求、尊重需求和自我实现需求）着手，看看"吃得多"是为了满足哪个层次的需求，以澄清"吃得多"的背后动力。假如您能很好地去澄清，去了解，并找到替代行为，就可以逐渐养成良好的饮食习惯，就可以减少多吃带来的身体负担。

第三，制订运动计划。

可以根据自身的身体状况，制订行之有效的运动计划。这里介绍一句简单的自我推动的暗示语。用公式概括：

> 从现在开始+行动计划+时间限制+结果达成+好处价值

例如：假如我们订的运动计划是每天跑步1小时，坚持1个月，让自己瘦5斤。那暗示语就是："从现在开始，每天跑步1小时，坚持1个月，让自己成功瘦身5斤，可以让自己身体健康，身材完美。"接下来要做的就是每天不断地诵读这句话，付诸行动，养成习惯，坚持下去。

第四，想瘦就瘦，建立"瘦"的自我心像。

"心有所想，事有所成"，瘦身亦是如此，需要先建立"瘦"的自我心像。所谓自我心像，就是人脑用图像所呈现出的对自己的评价和看法，是在内心绘制的自画像。就好像身材肥胖的女士，当她认定了自己就是微胖时，内心就会绘制胖的心像，自我心像一旦形成，会牢牢地控制着人的外在行为，引导她以胖的样子示人。所以如果想要瘦下来，就需要先在内心为自己绘制瘦的自我心像。如可以闭上眼睛，在放松状态下冥想自己瘦身成功的样子，用成功的样子来代替内心有关自我的消极形象。假如想象有些困难，可以选择自己之前瘦过的照片，并暗示自己：这就是自己理想的样子，这就是自己。

擦白板改"习惯"

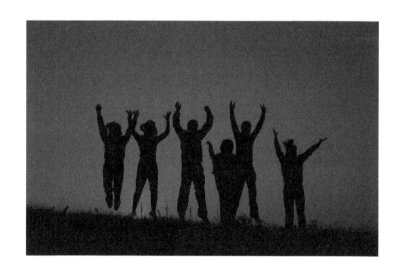

　　"习惯",指长久养成的方式,是一种逐渐养成而不易改变的自动化了的行为。从生理机制上讲,它是一种后天形成的趋于稳定的条件反射,由多次重复的行为在大脑皮层上形成的稳固的神经联系,当个体受到类似的刺激时,就会自然地表现出相应的行为。

　　教育学家曼恩说,习惯仿佛像一根缆绳,每天给它缠上一股新索,要不了多久它就会变得牢不可破。一个好的习惯可以带你走向成功,一个不良习惯可以带你步入万丈深渊。作家高汀说,习惯,我们每个人或多或少都是它的奴隶。

我们可以运用一些方法去升级或替换旧习惯，不断养成新习惯。下面是基于潜意识特性，整合而出的一套基于视觉想象改变习惯的方法，我把它称为"擦白板改'习惯'"。

1.想象白板

在确立了想要改变的习惯之后，请您充分放松身心，闭上眼睛想象：在触手可及的地方有一面白板，白板可以是任何样式，见过的或是想出来的。

仔细观察白板，去关注它的细节，它的材质、大小、表面的光洁度等。观察白板下沿突出的隔板，看看上面是否放着您喜欢的颜色的白板笔。假如您可以想到某种颜色的白板笔，想想到底是什么颜色。另外，您可以想象在隔板上还放着一个板擦和一块抹布。

2.移出习惯

在想象的白板上写下您想要改变的不良习惯，一笔一画地写出来，如果能够画出不良习惯的象征物，也可以。通过这样的仪式动作，您尽可能把不良习惯带给您的不舒服的感受，通过笔写到白板上，或者画到白板上。每写上一笔或者画上一笔，都像把不良习惯移出一部分到白板上，移出的越多，身体变得越轻松，直到把所有的不良习惯全都移到白板上。

之后，请您盯着已移到白板上的文字或象征物。思考一下：它们在过去是怎样影响您的生活，怎样伤害您的健康，怎样让您失去乐趣和喜悦。要告诉自己结束这些不良习惯的时候到了。

3.澄清习惯

澄清是非常重要的一步。通过澄清，我们可以明晰不良习惯曾经具有的意义，明晰不良习惯带给自己的桎梏，明晰不良习惯改变后带来的好处和价值，明晰身边有哪些资源可以帮助自己改变这些习惯。

澄清可以根据实际情况从多个角度展开。下面是两个示范。

从困扰开始澄清

这个习惯是从什么时候养成的，养成多久了？为什么会有这个习惯？这个习惯的存在让哪些方面受困？哪些想做的事情都不能做了？这个习惯的养成和什么人有关？是否影响到和某人的关系？

从解决开始澄清

最想要怎样的改变？最快的改变会在什么时候出现？如何评估这个习惯已经改变了？当这个习惯改变后，人生会有怎样的不同？哪些事情会得到更好的处理？拥有什么能力对习惯的改变有帮助？什么人、什么事能帮助改变这个习惯？现在可以开始做些什么，好使这习惯早日改变？

4.擦除习惯

明晰了习惯的利弊之后，现在可以做一个决定了。如果决定保留，就把它继续留在心里；如果决定擦除，就请用一块想象中的白板擦把这些不良习惯（文字、图画等）在白板上一一擦去。需要注意的是，在擦的过程中，要一笔一画地擦，每擦一下都去感受身体变得更轻松，这时也可结合呼吸，每次呼气的时候都想象将不良习惯"呼出"一些，最后完全"排出"体外。

5.意义储留

在实际操作中，有的人无法把习惯实体化后的文字或图片擦除，或擦不干净，原因可能是，这里面有一份意义而无法割舍。所以就需要把意义先从习惯中分离出来，然后把剩下的干扰自己人生的部分再擦去。

您可以用这样的话来引导：

请看着写在白板上的习惯，在这里面或许有一些意义，对我们的人生是有价值的，即使我们现在还没办法完全领悟这份价值，但相信在今后的日子里，随着自己更多的学习和成长，这份价值和意义会慢慢浮现。

说完这些话之后，可以在想象中，让价值和意义以某种形式慢慢地分离出来，融进自己身体的每一个细胞、每一根神经纤维、每一块肌肉组织里，并逐渐成为身体的一部分。

直到所有的意义都转化完成，请再次看着白板上的习惯，看看和刚才有什么变化，是什么颜色、大小多少、材质如何等，然后进行擦除。

6.冥想未来

在做完以上的步骤之后，可以给自己积极的暗示，告诉自己在不久的将来，会完全摆脱这些不良习惯的困扰，过上健康有趣的生活。同时畅想一下未来建立了新习惯之后的场景，可以充分调动感官，去看、去听、去感受。之后，就可以睁开眼睛，让自己回归生活并行动起来，开始践行新的习惯了。

治疗"失眠"小窍门

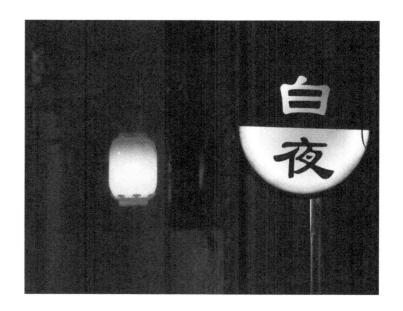

"失眠",指夜间睡不着或醒后不能再入睡。

1.失眠原因

第一,急性失眠。

急性失眠,一般持续几天且不超过一周。

引起急性失眠的原因:①社会环境和自然环境因素,如生存、生活环境突然发生变化,上夜班、倒时差等昼夜节律发生变化,陌生的睡眠环境等；②心理因素，如突然到来的压力、刺激、兴奋等；③生物学因素，如过敏、伴有发热或疼痛的急性疾病等。

急性失眠大多会随着因素的消失或时间的推移而得到改善。

第二，短期失眠。

短期失眠，一般持续一周至一个月。

引起短期失眠的原因：①社会环境和自然环境因素，如重大事件、生活环境改变等；②心理因素，如持续的压力、亲人离世、感情受挫等；③生物学因素，如重大疾病等。

短期失眠多与压力有关系。在上述因素消失后，失眠病症会有所好转。

第三，慢性失眠。

慢性失眠，一般时间大于一个月。

引起慢性失眠的原因比较复杂，通常有以下几种：精神疾病、服用药物、身体疾病、环境改变、生理节律改变等。

第四，原发性失眠。

原发性失眠属于慢性失眠的一种，但是很难找到导致失眠的确切原因。当可能引起失眠的原因都被排除后，仍有失眠症状，可考虑为原发性失眠。

有人试图用"3P因素假说"来分析原发性失眠：①易感因素，指容易产生失眠的个人特质，包括生理（年龄、性别、既往史、遗传、性格特征等）和心理（思维模式、行为模式等）特征；②促发因素，指导致失眠开始发生的生活事件及应激源等，包括原有的生活节律被打乱、安全感不足等；③维持因素，指让失眠持续的因素，包括不良的、持续的睡眠卫生习惯，对失眠本身的焦虑恐惧，对失眠的认知偏差等。

2.治疗失眠

放下期待，利而用之。

失眠一般有一定的诱发原因，但很多时候持续的失眠是因为对失眠本身的过分担心和恐惧造成的。越睡不着越担心，越担心大脑越兴奋，从而使睡眠进一步恶化，失眠的加重反过来影响情绪，最终形成恶性循环。

作家村上春树在小说《眠》中说，主人公失眠后，意识到不能为进行治疗失眠而睡觉，她决定开始享受失眠，享受由此带来的人生的真实感，决定将22点至6点这一段本来用于睡眠、后来用于治疗失眠的时间，现在自己随意支配，做自己愿意做的事，从而将自己的人生"扩大了三分之一"。

睡不着就不睡，同时相信自己现有的睡眠时间和睡眠质量足以保证自己身体的健康和第二天工作的需要，相信我们身体所有的反应都是最适合自己状况的反应。

巧用催眠，自我疏导。

放下期待，同时我们可以做一些事情，如自我催眠。

下面介绍自我催眠的方法。

①确定暗示语。自我催眠的暗示语是用具体的行动计划来呈现的，而行动计划需要契合梳理出来的失眠原因，用公式概括就是"从现在开始+行动计划+时间限制+结果达成+好处价值"。如：王女士失眠，原因是近期工作压力大，准备用散步的方法来缓解压力，暗示语就是"从现在开始，我要坚持散步，每天1小时，坚持3个月，让自己释放压力，睡好觉，而且心情轻松、身材苗条"。

②预演成功景象。成功景象是我们接触潜意识的方法，在自我催眠之前，您可以在内心中先进行成功景象的预演。首先想象一张巨大的银幕，就像在电影院里看到的那样。然后把达成目标后的景象（或

行动景象）生动地投影在这张银幕上，进行放映。接下来，在想象当中，您可以从座位上观众的视角去看，也可以从银幕中主角的视角去体验一番。

③自我催眠。如果说前两步是准备工作，那从这一步开始，就可以真正进行自我催眠了。您可以任选一种可以让自己专注的方法，如关照自己的呼吸、把注意力限制在一个画面或内心图像当中等，当然也可以用下面这个意念守定的方法来开展自我催眠。

意念守定法

选一个舒适的姿势，安静地坐下。

闭上眼睛，做2~3次深呼吸。呼吸时把握深、匀、慢三个原则。

配合着呼吸，从头到脚放松全身的肌肉。

在呼气时，心中说"1"。

当发觉自己开始心绪烦乱、浮想联翩的时候，您就在心中重复数"1"。假如在某一次呼气的时候，忘了数"1"，再次呼气的时候数"1"即可，从而将"跑神"的思绪拉回到当下。

继续放松，在内心观想成功景象，并默念自我催眠的暗示语。

④返回清醒状态。上面的自我催眠可以进行10~20分钟。您可以信赖自己的生物钟，相信它会在到时间时自动让您睁开眼睛。当然您也可以用手机设置一个闹钟，用不太大同时又能听到的声音来唤醒自己。

增强动机，调节节律。

除了利用自我催眠进行身心调节外，每天适当的运动及减少午睡，可以有效提升睡眠动机，有助于晚上的睡眠。

另外，建立良好的生物钟，制订有规律的作息时间，亦是必要的治疗失眠的方法。

利用枕头和床，设立心锚。

心锚，就是心理的条件反射。枕头和床，一般是和良好的睡眠感受"连在一起"的。这就要求我们没有睡意就不要躺在床上、靠在枕头上，不然就会建立负向心锚。另外躺在床上不要做无关睡眠的事情，假若超过 20 分钟没有睡意，就立刻起身去客厅或其他房间，直到有睡意再返回。

"广告"中的心理学

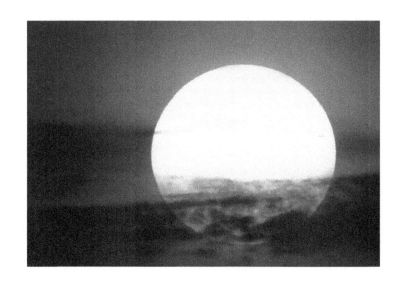

　　"广告"，简单理解就是广而告之，使公众都知道。

1.古代广告首先考虑吸引人的注意

　　在古代，没有网络、没有电视，好的东西要让更多的人知道，不容
易。"酒香不怕巷子深"毕竟不适合所有的商品，而靠口口相传，实在
影响有限。古人想了很多方法，有视觉上的，有听觉上的，还有嘴上念
诵的。

旗帜广告。

把招牌用布、绸子缀在竿头，竖立店前，以招揽顾客。《韩非子·外储说》载：

> 宋人有沽酒者，升概甚平，遇客甚谨，为酒甚美，悬帜甚高。

大意是说，宋国有个卖酒的人，卖酒量得很公平，对客人殷勤周到，酿的酒又香又醇，店外酒旗迎风招展高高飘扬。

叫卖传播。

北宋孟元老《东京梦华录》载：

> 是月季春，万花烂漫，牡丹芍药，棠棣香木，种种上市，卖花者以马头竹篮铺开，歌叫之声，清奇可听。晴帘静院，晓幕高楼，宿酒未醒，好梦初觉，闻之莫不新愁易感，幽恨悬生，最一时之佳况。

清代叶调元的一首《汉口竹枝词》真实展示了街巷摊贩们高声吆喝或借助响器招徕生意的场景：

> 芝麻馓子叫凄凉，巷口鸣锣卖小糖。水饺汤圆猪血担，深夜还有满街梆。

诗歌传播。

唐朝诗人李白在《客中行》说：

> 兰陵美酒郁金香，玉碗盛来琥珀光。但使主人能醉客，不知何处是他乡。

此诗一出，"兰陵美酒"自然有了全国知名度。

还有苏东坡的《猪肉颂》：

净洗铛，少著水，柴头罨烟焰不起。待他自熟莫催他，火候足时他自美。黄州好猪肉，价贱如泥土。贵人不肯吃，贫人不解煮。早晨起来打两碗，饱得自家君莫管。

这首诗让"东坡肉"闻名遐迩，流传至今。

2.现代广告中可以运用心理学元素

我们可以将心理学的元素巧妙应用到广告中，以便快速获取人的注意力，而且使广告效果倍增。

告知。

广告就是广而告之的过程。告知，可以给我们心理上一个准备。这就好比您去医院缝合一个小伤口，假如什么也不说直接被推进清创室，估计会非常害怕和紧张。而如果医生事先和您聊一聊伤口的情况，告诉您现在是什么情况，接下来会做什么，估计您心里会踏实一些，能较平静地面对接下来的事情。

这种情况是心理学上的一个原则，叫"已知快乐，未知痛苦"。对潜意识来说，已知是快乐的，而未知是令人担心和痛苦的。就像是看恐怖片，在鬼怪出现之前，尤其是捕风捉影的时刻，人的恐惧往往是最大的；等到鬼怪露出了真容，也就没有那么害怕了。

广告可以充分利用这种特性，通过逐渐的、多次的刺激让人把未知的变成已知的，把对广告产品由最初的陌生、担心变成了熟悉、可信。

重复。

小时候背诵古诗词，背过许多遍，深深植入脑海，以至于后来想起它们的时候，都可以自动冒出来。

广告也可以这样设计。如：

××旅拍，想去哪拍，就去哪拍！
找工作，就上××直聘！

这样的广告一连播好几遍，很多人都觉得没内涵、让人烦，可最后很多人都记忆深刻。其实，就是通过不断重复的动作和言语，在人的记忆当中建立起稳固的联系，这就是所谓的"一回生，二回熟"。

需要注意的是，在进行重复刺激的时候，如果能结合正向的、积极的情绪感受，会收到更好的结果。很多广告想安排在晚上七点左右，因为那时一家人团聚进餐，是最温馨的时刻，能比较容易联系正向的、积极的情绪感受。

联想。

联想就是从一件事物而想到另一件事物，看到 A 就想到 B。激发联想是广告中常用的心理学技巧。如：

矿泉水广告

一位男子走到山涧中喝山泉，回味无穷的样子。

画外音："是小时候喝过的味道。"

然后，画面切换到主题词："××山泉，有点甜。"

黑芝麻糊广告

南方麻石小巷，母女俩，挑着竹担。

一声亲切而悠长的"黑芝麻糊咯"的吆喝。

一个身着棉布衫的少年，从深宅大院中推门出来，眼中充满渴望。

慈祥的大婶将一勺浓稠的芝麻糊舀入碗里。少年大口大口飞快吃光，意犹未尽，小心地舔着碗底。

画外音（男声旁白）："一股浓香，一缕温暖，抹不去，那一缕温暖的儿时回忆！××黑芝麻糊。"

以上两则广告，都是从情感入手，用回忆的手法激发联想，想到儿时，想到浓浓的亲情，在联想的过程中，把情感迁移到广告产品上。

隐喻。

隐喻指用一种事物来理解另一种事物。人们在感知和认识事物时，喜欢以具体熟悉的事物来理解抽象陌生的事物，而这恰恰是隐喻的魅力。隐喻在广告中应用非常广泛。

公益广告

　　一位年轻的妈妈给自己的母亲洗脚，并告诉老人这样对身体有好处。这一切被她的孩子看见了。正当她准备叫孩子洗脚时，她看见孩子端着洗脚水向她走来，边走边说："妈妈，您洗脚。"

这则广告通过塑造一位年轻妈妈洗脚的场景，把尊老爱幼代代相传的美德用隐喻传播了出去。

小思路助和谐

平常心，是困难关头的沉着与冷静，是荣誉面前的谦虚与平和，是诋毁面前的自信，是危险面前的勇敢，是诱惑面前的纯净，是复杂面前的简单，是愚痴面前的智慧。平常心不是消极遁世，而是让我们可以用平常心观不平常事。

"贯注"铸人生

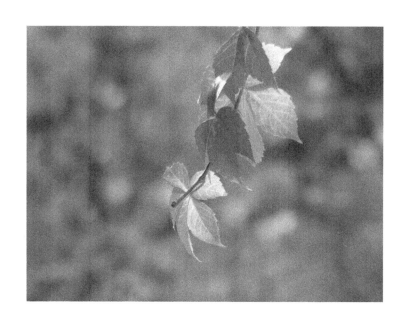

"贯注"，指集中注意力。

清代马曰琯《春草书堂咏盆梅》说："精神贯注之，造化自我主。"我们可以全身心投入一件事情时，就容易达成目标，收获成功。

1.贯注是一种专一的状态

专一，要心无旁骛。

有这样一个故事：

有一次，孔子前往楚国，路过一片茂密的树林，碰到一位佝偻着背的老人正在用长长的竹竿粘知了。老人粘知了的技术轻松娴熟，指哪粘哪。

孔子忍不住上前问："您老这动作真是巧妙啊！有什么门道吗？"

老人答："我的办法就是专心一致，全神贯注做一件事。我会先在竹竿的顶上放两枚球开始练习，然后放三枚、五枚，只要心神一致，球就不会轻易掉落。等粘知了的时候，就会变得像在地上捡知了这么容易了。另外，你看我站在这里，如木桩一样稳稳当当。我举起的手臂，跟静止的树枝一样纹丝不动。虽然身边天地广阔无边，世间万物五光十色，但是我的眼睛始终专一，只有知了的翅膀。外界的任何事物都不能分散我的注意力，影响不了我对知了翅膀的专注，怎么会粘不到呢？"

孔子听后转过身对弟子说："专心一致，全神贯注做一件事，本领就可以到出神入化的地步，这就是这位老人成功的道理。"

专一，要专注美好。

有这样一件趣事：

一位老师给学生布置寒假作业，让孩子们在寒假里用心观察，画冬天里的小动物。

寒假结束，一名学生交上来的作业：一张雪白的大纸上，就点了两个黑点。老师看到后内心崩溃，心想：我让你画冬天里的小动物，你交上这样一幅画，这太敷衍了吧。

这位老师虽然内心气恼，不过还是有涵养的，她耐下性子问这个学生：你画的是什么动物呀，给老师讲讲。

这学生天真无邪，没看出老师话里已经快冒出火来了，他还反问：老师您看不出来吗？这是一只小狗狗啊！

老师内心有点抓狂了，心想：狗在哪儿？不过，老师还是很有耐心地说：你说说这是怎样的一只小狗啊。

　　大家猜孩子怎么解释自己画的这幅画的？他说，画的是一只通体雪白的小狗，它在大雪纷飞的雪地里玩耍，"嗖"地一下跳入雪堆中，只露出两只黑色的眼睛，好奇地看着这个世界。

　　是不是非常有奇思妙想的一幅画呢？不知大家听完这位学生的解释，会有何感想？

　　这其实是在提示我们：当遇到一些事情的时候，我们可以从A面想，也可以从B面想，尤其要专注美好的一面，因为往往专注什么，就会放大什么。就像上面的例子，假如老师能用欣赏的眼光看待学生，那每个学生其实都是一个个等待发掘的宝藏。好老师会"量体裁衣"，而不是搞流水线作业。

　　生活本来如此。抑郁的人"专一"的是自己的缺陷，便会放大甚至夸大自己的缺陷；焦虑的人"专一"的是自己可能遇到的风险，便会放大甚至夸大面临的风险。而一位幸福指数高的人，会"专一"美好，专注并收获美好。

2.贯注是五感投注其中的体验

　　曾有人问我：贯注和专注有什么区别？其实，两者区别不大，同时我个人认为，贯注是一种置身其中的体验，而专注多置身于外而呈现既抽离又聚焦的状态。由此来看，贯注多了一份体验，而专注多了一份觉察。

　　有这样一个故事：

　　孔子向鲁国乐官师襄学琴，十天都在学同一首曲子。
　　师襄说："这首曲子你已经学会了，可以学新曲子了。"
　　孔子说："曲调是学过了，演奏的技巧还没有学好。"
　　过了几天，师襄说："曲调学好了，可以学新曲子了。"
　　孔子说："我还没有领会这首曲子的意境神韵。"

又过了几天，师襄说："你已经领会意境神韵了，可以学新曲子了。"

孔子依旧不紧不慢地回答："我还没能透过曲子感受到作曲者的品性，还没法感知作者是谁。"

又学习了一段时间，孔子仰望蓝天，若有所悟地说："我终于能体会到作曲者的品性了。除了周文王，谁还能作出这样的曲子呢？"

师襄听完之后，大感震惊，连忙拱手对孔子说："是的，我的老师告诉我，这首曲子的名称就叫《文王操》，是周文王作的。"

不急不躁徐徐投入其中，从一个"曲外人"一点点变成一个"曲中人"，在这个过程中，孔子不但投入了他的视觉、听觉，还投入他的感觉，可以说将感官尽量贯注到乐曲之中，将心神融入每个音符之中。这个过程让他对乐曲的奥妙深得其味，以至于最终能感知到作曲之人。

这给了我们这样的启示：当我们全神贯注投入一件事情当中，将视觉、听觉、嗅觉、味觉、触觉这"五感"都投注其中的时候，我们便能充分去体味，与贯注的事物融为一体，发挥百分百的效能。所谓"善学者穷于一物，不善学者穷于物物"，说的就是善于学习的人会抓住一个事物，探究到底，不善于学习的人则什么事物都想碰触和探究，最后往往落得如蜻蜓点水一般。

3.贯注是人生成功幸福的基石

贯注，是一种体验，也是一种提醒，提醒我们对人、事、物应全神贯注。

这里的全神贯注，有点类似"入神"的状态。学习过催眠的朋友知道，入神是一种常见的催眠体验，这种体验有排他性。体验中的人，会从身处的环境中解离出来，而只专注到眼前。当我们把这种状态用在读书的时候，便能使书中的精华渗透进自己的脑海，继而整合出属于自己的精神力量；当我们把这种状态投注到问题的解决上时，便能容易找到答案；而当我们以这种状态和亲近的人互动交流时，便可以和人建立起"心心相印"的亲密关系。

有这样一则新闻：

> 一位女士在高速路上疯狂倒车，被交警拦住后，理直气壮地说，撞死也值了。原来她的孩子在高速服务区上洗手间，她因为心系工作忘了，把孩子落下了，等到想起来的时候，车已开出很远，急得只能倒车。

可以推知，这位女士当时心中没孩子，至少是心中不全是孩子，这样的妈妈恐怕在日常生活中难以和孩子建立起良好的关系，"心心相印"就更难了。

所以，没有专注力的人，就仿佛睁大双眼却什么也看不见。要想和人建立良好的关系，要想实现自我的成功幸福，有效的方法之一，就是全神贯注做事，全神贯注陪伴身边人。

"小名"中的心理学

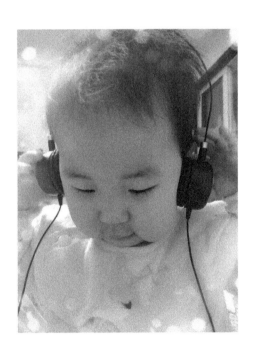

"小名"，又称乳名、奶名、幼名等，是宝宝出生后，父母给孩子起的昵称。"小名"一般起得比较简单，既朗朗上口，又亲切入耳。"小名"蕴含着父母对孩子的情感，有时体现了人们"天马行空"的智慧。

1.古人的"小名"

三国时，刘禅小名为"阿斗"，据说是因为出生时天上的北斗星异常明亮，故取其名。曹操，据说本名"吉利"，小名"阿瞒"，都含有褒义，后来被改为"阿瞒"，才具有贬义。

也有一些奇怪的小名。春秋时期的晋国国君，因为"其母梦神规其臀以墨"，就被取了"黑臀"（黑屁股）这样的小名（《国语·周语下》）。北宋王安石的小名叫"獾郎"，是因为其出生时有獾跑进产房（《邵氏闻见录》）。

还有许多无厘头的，如汉武帝刘彻小名"彘"（猪），唐高宗李治小名"稚奴"，司马相如小名"犬子"，顾恺之小名"虎头"，范晔小名"砖儿"，陶谷小名"铁牛"，石崇小名"齐奴"，韩偓小名"冬郎"，王羲之小名"阿菟"，王献之小名"官奴"，等等。

2.现代人的小名

现代人在给孩子取小名时，可能一样"天马行空"。郭沫若小名"文豹"，是因为他母亲怀孕时，梦见一只小豹子咬住她的手。

在一些偏远地区，"狗剩""铜锁""柱子"之类的鄙俗小名屡见不鲜。有些人认为"取名要大气"，但有些人相信"贱名好养活"，贱名虽然难听，但其中蕴含的对于孩子的爱是显而易见的。

父母给孩子取小名，一是表达对孩子健康成长的愿望，二是基于对美好生活的愿望。当然，小名还有一些其他含义，如男用女名、女用男名、以排行命名、以出生地命名等，这里不再一一赘述。

3.取小名与用小名

接下来我们重点讲有关小名的心理学小技巧。这里从一个故事讲起：

在五六年前的一次课程中，我和几位学员是初次相识，便让大家依次进行自我介绍。轮到一位学员自我介绍时，她没有像其他人一样介绍自己的大名，而是希望大家喊她的小名。当时，问她原因，她回答："这样让我感觉很温暖，好像回到了小时候。"

很多时候，我们的名字，特别是小名，就像是一个深埋心底的开关，随时准备着启动我们内心深处的感受，就像是我们所说的"心锚"。名字就是一个心锚，它会把一种特殊的感受锚定在我们内心里。像上述案例中的这位女士，她那份儿时的美好感觉被亲昵的"小名"给锚定了。

> 当问起她的大名时，她说："每次听别人叫自己的名字都不舒服，甚至有点恐惧。"这是因为当她长大的那段时期，恰逢爸爸、妈妈感情出了问题，"他们就像变了个人一样"，开始把很多负面情绪发泄到她身上，对她异常苛刻，而每一次批评她的时候，都会加重语气叫一遍她的大名，以强调事情的严重性。

> 就是因为如此，随着时间的推移，负面感受和大名的链接被反复强化，到现在每次有人叫她大名的时候，她都会忍不住打哆嗦，就像是有一场暴风雨即将来临。

从故事中，我们看出小名和大名"链接"不同的情感，有时差别很大。

一般情况下，大名显得严肃而正式，小名可以随意而饱含情感。

父母可以给孩子起一个能激发某种联想和感受的昵称，这样的小名可以随时启动孩子的积极联想，产生正向感受。

其实，取小名的背后还蕴含着对于"少不更事"的一份容忍，就好比把那份因为不成熟而犯下的错误都留给了过去的"小名"。"小名"的出现也代表着孩子在成熟前的一个摸索阶段，预示着在这个阶段孩子是可以犯错的，是可以自由而少禁锢地成长的。

因此，当孩子年幼犯错的时候，我们可以温和地称其小名，并引导孩子改正错误。当孩子年龄渐长，我们在表达爱、孩子在表现正向积极的行为时，我们呼其大名，以强化孩子的正面感受，增强孩子的自信心。

这样一来，孩子会不断完成自我确认，会变得越来越自信，这份自信里就有对自我身分的认定，也有对生命传承的肯定。随着孩子年龄的增长，随着"小名"渐渐被"大名"取代，孩子通过学习体验、经历挫折、不断成长，就成为大人了。

『小名』中的心理学

浅解"厌学"

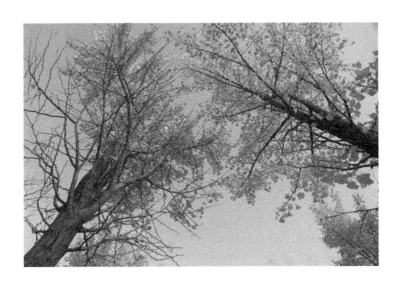

在《一字一心理》这本书的读书沙龙上，一位家长和我交流：

"王老师，您好！我想问一个有关厌学的问题。"

"请讲。"

"孩子厌学，该如何处理呢？"

"您能具体说一下吗？您指的厌学是什么呢？多大的孩子呢？"

"上初中，就是不喜欢去学校，一到校门口就头疼。"

"您希望我从哪个角度来解答呢？"

"我想请您从技巧层面来谈一谈如何帮助厌学的学生。"

这是我节选的和一位家长的对话，可以看出厌学已经影响到这位学生的身心状态，出现了"一到校门口就头疼"的情况。

巧的是，隔天我看到一个小视频，视频中一群孩子正步走过主席台，整齐划一喊口号：

"我爱学习，学习使我妈快乐，我妈快乐，全家快乐！"

看完视频，我就在想：厌学，厌的是什么呢？

厌学是指学生对学习产生负面情绪，情感上消极对待，行为上主动远离。我们回想一下自己或者自己的孩子，小时候是否像大多数孩子一样对新事物充满好奇心，乐意学习呢？

1.避免厌学，要从头开始

曾有一部法国电影《蝴蝶》，它的主题歌是一老一少在欢快歌唱：

为什么鸡会下蛋？因为蛋都变成小鸡。

为什么情侣们要亲吻？因为鸽子们咕咕叫。

为什么漂亮的花会凋谢？因为那是游戏的一部分。

为什么会有魔鬼又会有上帝？是为了让好奇的人有话可说。

为什么木头会在火里燃烧？是为了我们像毛毯一样的暖。

为什么大海会有低潮？是为了让人们说："再来点。"

为什么太阳会消失？为了地球另一边的装饰。

为什么狼要吃小羊？因为它们也要吃东西。

为什么是乌龟和兔子跑？因为光跑没什么用。

为什么天使会有翅膀？为了让我们相信有圣诞老人。

··············

歌曲中，老爷爷用幽默智慧的语言一一回答着小女孩的提问，这是对孩子认识世界的肯定，更是对其爱上学习的正向推动。

可以说，喜欢问"为什么"的时期，是孩子学习的重要时期，这个阶段的孩子对学习是充满热情和动力的。作为家长，要能够有效地因势利导，正向引导孩子对学习的联想和反应。

要无条件满足孩子探索学习的好奇心。

无条件地满足，就要求家长能放下手机，放下手头的杂务，全身心陪伴孩子，用心维护孩子学习的热情。

假如孩子不知道某样东西而问"这是什么"时，家长要耐心地去解释，把握这一次的机会。每一次机会的把握，都是孩子知识的积累，都是对今后"临时抱佛脚"的解脱。假如家长正在忙碌时，孩子跟在后面动动这儿动动那儿，这时家长不要过度担心，而是因势利导教给孩子使用的方法，或者安排孩子做力所能及的事。如让孩子帮忙剥个蒜、洗个菜等，在这个过程中，家长教给孩子如何识别蔬菜，了解蔬菜的外形、生长周期等，逐渐提升孩子观察事物的能力，积累生活的经验。但是，如果是相反的情况，孩子问得多了，家长就不耐烦，那孩子对于学习最初的热情就会被浇灭。

要无条件发挥自己探索学习的热情。

无条件地发挥，是让家长能始终保持对学习的热情。在孩子的心中，多以更像父母而感到骄傲，这是孩子表达爱的方式。如果家长学习探索的动力十足，那孩子会紧紧跟上步伐。假如自己都对学习没兴趣，每天回到家就刷手机、玩游戏，那孩子的学习劲头可想而知，这种行为无疑是对孩子探索学习能力的压制，所谓"言传不如身教"。所以家长完全可以利用柴米油盐、一草一木去展示自己学习的热情和能力。如可以用带着孩子外出游玩的机会，在山林中寻找奇特的花草树木，发现一种从未见过的水中动物，仔细分辨不同土壤的差别，等等，潜移默化地去影响，去培养孩子对于学习的热情，激发孩子对学习的正面联系。

2.厌学是个伪命题

有关厌学的话题，对于某些家长来说是敏感话题，但其实是个伪命题。就像我们前面所讲的，学习是孩子的天赋，是人自出生起就具备的本能，孩子从最初都是喜欢学习的。可为什么后来反而不喜欢学习，厌恶学习了呢？

厌学，缘起于对学习的负面联系和反应。

我们对于事物的认知，是一个学习的过程。这个是什么，那个是什么，我们对其进行定义，建立联系，产生生理、心理的反应。对于学习的态度也是这样。

最初开始学习的时候，大多数孩子在家长的鼓励下，建立有关学习的正向的联系和反应，因为那个时候的家长比较宽容，尤其是对低年龄的孩子，哪怕有一点儿进步，家长都会欣喜若狂。可随着孩子年龄的增长，家长便开始想当然地认为孩子已经长大了，"应该能够学得好，应该什么都会了"。而假如一旦不如自己的期待，家长立刻会着急上火："连这都不会，看把你笨的。"于是"学习"两个字便和孩子的负面情绪联系在起来，出现头疼等。

进了学校之后，"学习"往往被窄化成数理化等学科的"学习"。其他的学习，如生活技能的学习、人际交往的学习等被家长们忽略，这就进一步导致孩子对学习的负向的联系和反应，最终出现厌学的症状。所以，到此时，厌学其实可以表述为"厌烦学习特定的课程内容"。

当然，让孩子对学习产生负向的联系和反应的因素还有很多，如来自学校教师的教学方法的匮乏、来自家长过高的期待、来自学生交往的压力、来自网络不良信息的影响等，都有可能使孩子对学习产生厌烦。

3. 帮助孩子不厌学

假如厌学产生了，家长该如何帮助孩子不厌学呢？

利用微小进步，逐步改变孩子对学习的负向的联系和反应。

微小进步，就是不一蹴而就，要循序渐进，需要家长有足够的耐心去等待，并相信哪怕是极微小的变化亦能带动整个系统的长期的巨大的连锁反应，就像蝴蝶效应。

第一，从微小事情入手肯定孩子。从微小事情入手，事情并不局限在学习数理化这些科目上，而是肯定孩子任何存在的学习行为。如孩子学习如何做手工，家长可以肯定孩子锲而不舍、勇于尝试的精神；孩子学习打篮球，家长可以肯定孩子不怕吃苦的韧劲。哪怕孩子在玩电脑游戏，家长虽无法直接肯定玩游戏，但依然可以肯定孩子认真玩游戏时体现出来的不肯放弃的状态以及向高手请教时虚心学习的态度等。这些都可以松动孩子对"学习"两个字建立起的负向的联系和反应，进而建立对学习的正向的感受。

第二，利用心灵对话改善孩子和学习的关系。假如孩子有意愿改善自己和学习的关系，家长可以邀请孩子把学习想象成可以对话的人，然后问问他/她对"学习"的看法，想到"学习"时感受是怎样的，如果可以对"学习"说话，想对它说些什么。还可以引导孩子对着"学习"宣泄情绪、表达愿望，进而引导孩子想想假如能有机会改善自己和"学习"的关系，该如何做。

在这个过程中，可以让孩子和"学习"换位思考，让孩子站在"学习"的角度给自己提一些建议，当然也可以"站到外面"，以第三方的视角给自己和"学习"分别提一些建议，等等。最后，让孩子带着拿到的建议，再次看向"学习"，看看会有怎样的不同，最终达成自己和"学习"的和解。

第三，利用记忆元素改变对学习的记忆。

厌学的孩子，有主动改变的意愿时，可以通过改变孩子关于学习的记忆元素，进而改变孩子对学习的联想及反应：①让孩子在脑海中浮现出学习画面，把记忆元素一一呈现出来，找出主导感受的关键元素。②

一词一心理

让孩子在脑海中浮现出自己喜欢的事情的画面，然后把记忆元素一一呈现出来。③将厌学的记忆元素替换成喜欢的事情的记忆元素。这三步便可改变对于学习的联系和反应。

当然，改变孩子厌学状况的因素还有很多，包括不断提升学校教师教学的方法、降低家长过高的期待、改善学生交往的压力、减少网络不良信息的影响等。同时我们知道，真实的学习从来都是使人如痴如醉的探险，是人性的内在要求。

从"女神"到"女神经"

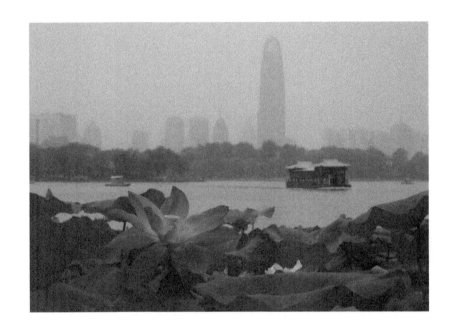

"女神经",一个网络词汇,有点戏谑的意味,多指女士顽皮,不按常理出牌。"女神经"一些举动不在常规中,因此与端庄文雅的"女神"对应。

一次课上,我和张女士聊到这个话题,记录如下:

张女士:"我想知道如何才能让孩子多关注学习。"

我:"还有呢?"

张女士：“还想知道如何才能让老公不这么懒惰。”

我：“还有呢？”

张女士：“还有就是希望孩子别太任性，回家能和我多交流。”

我：“还有吗？把您想要的都说出来。”

张女士：“我还想让老公多帮帮我，别一回家就跷着二郎腿看平板电脑。有一次更可气的是，他开着电视，看着平板，耳朵上还戴着耳机。你说一个人咋那么多精力，更何况还当着孩子的面，本来说好让他在家好好带孩子的。”

我：“其他的呢？还有什么？”

张女士：“还有就是希望我弟弟能够健康平安，最近做了个不好的梦，梦到他出事了，所以我想让他平平安安的。”

我：“还有吗？”

张女士：“我想让父母也健健康康的，他们毕竟年纪大了，总怕他们出点什么事。”

我：“还有呢？”

张女士：“还有就是我是个医生，看到病人医治无效而去世，很无奈，希望自己能帮到更多的患者吧。”

我：“还有吗？”

张女士：“还有很多，老师您说我怎么这么操心，感觉天底下就属我事最多，可我哪有这么大能力啊。”

我：“所以呢？您想要什么呢？”

张女士：“我想知道我怎么才能管理好这些事情。”

我：“怎么才叫管理好呢？”

张女士：“至少都得照顾到吧。”

我：“当您都能照顾到时，您感觉您是谁呢？”

张女士：“是谁？我就是我啊。”

我：“像谁呢？”

张女士：“哦，有点像他们的父母。”

我："好像有些事是父母也无法做到的，您刚才说的那个人能力远远超出了父母。"

张女士："那我就不知道了。"

我："像不像掌管一切的'女神'呢？"

听到这儿，张女士笑了起来，很开心地说："经您这么一说，我觉得自己还真有点像。"

我："当'女神'的感觉如何？"

张女士还在笑："挺好啊，可以掌管一切。"

我："然后呢？还有什么感觉呢？"

张女士略微沉思了一下，说："感觉很累，毕竟有些事不是我能把握的。"

我："比如呢？"

张女士："比如生死啊什么的。"

我："所以您想怎么办呢？"

张女士："我觉得我还是做个普通人吧。"

我："普通人，什么样？"

张女士："做该做的事，做不到的就接受。"

我："嗯，所以您准备好退位了。"

张女士："嗯嗯，我要做回原来的角色，或许还是当个'女神经'比较好。"说完她开心地笑起来，从她的笑中我感受到，这是自谈话以来，她最轻松的笑声。

"女神"和"女神经"，字面上虽差一字，却有着天壤之别。

"女神"，奢华、大气、上档次。一般称得上"女神"的人，学识、气质、人品样样拿得出手。作为"女神"，那必须得有掌控一切的气势，至少也得有事没事高高在上，得有"神"的范。

"女神经"则是打入凡间的精灵，开玩笑逗乐是家常便饭，平时更是又"拽"、又"二"、又"蠢萌"，其实"女神经"最大的特点就是接地气，至少知道苦中作乐。

所以，做"女神"很好，偶尔也可以"神经"一把，做"女神经"。不管哪种角色，都可以在张弛有度的转换中遇见更好的自己。

◆

从『女神』到『女神经』

◆

心理的"游戏"

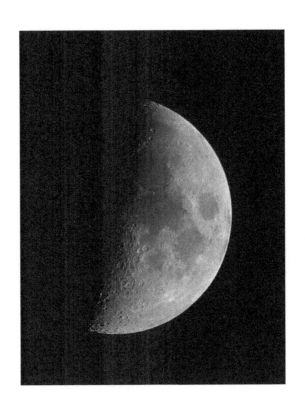

您有没有这样的经历：

生活中总是碰到某类人，让自己感觉不舒服，然后您会说："为什么我老是碰到这样的人？"工作中频繁换单位，换了几次之后，还是碰到同种类型的领导，然后您会说："怎么这么倒霉，光碰到难缠的老板。"在恋爱了几次之后，一直无法找到合适的对象，于是您说："刚开始，我觉得对象会和其他人不一样，可最终怎么还是那样。"

如果您有以上这些心理体验，那么，您其实就是在重复进行一种心理上的"游戏"。

1.有些成年人在用"游戏"的方式生活

"戏"，原指古时祭祀或进餐时，有人头戴虎头面具、持戈舞蹈，后引申为与娱乐相关的行为。"游戏"指互动性的娱乐行为，发展至今，成为一种严肃的人类自发活动，是人类从小就具有的学习方式和能力，是人生存的一种技能。

心理学家艾柏恩关于"心理游戏"有这样的定义：心理游戏是两个人相处时一连串的交流与沟通，但包含着许多双重的、暧昧的讯息，而且它导向一些可预期的结局。所谓暧昧，是指表面是一回事，内在又是另一回事，是双重的。所有的心理游戏都含有操纵性，有意无意将想表达之本意隐藏起来。

诚然，游戏有外显的行为，亦有深藏的动力，游戏当中的人，看似娱乐，实则认真，每个人都渴望取胜。

张先生正值知天命的年龄，有过两段婚姻的他特别珍惜现在的第三段感情。用他的话说："临老，终于有了感情的归宿。"可就是这样一段看似美好的婚姻又出了问题：张先生觉得自己的老伴不像之前刚结婚时那样关心自己了，她不但老是外出跳广场舞，还总是乱花他的钱，甚至有时还把钱偷偷藏起来去"救济"她和前夫的孩子。"我快忍受不了了，"张先生抱怨说，"我感觉自己被骗了，如果再这样下去，我就和她离婚。"

当我请他把前两次的婚姻状况对比来谈时，他谈着谈着自己反而愣住了："三段婚姻有太多相似的地方。"从最初的信任，到后来控制不住的怀疑，从最初的宽厚包容，到之后的狭隘计较，每一段婚姻结束的时候，他都会暗下决心："一定要重新来过，再也不要这样了。"只是奇怪的是，事情又再一次发生了。这很像我们小时候打电脑游戏，一次次失败，一次次锲而不舍，而唯一不同的是，小时候我们懂得吸取游戏经验，现在却没有了这样的耐心和能力。

小李是毕业了两年的大学生，一向朝气蓬勃的她最近遇到了难题：失业了。这是她毕业后换的第六份工作，用她的话说："我的简历都可以写本书了。"令她奇怪的是，她走到哪儿总能碰到奇葩的同事——一些喜欢嚼舌根的人。而她选择对付这些同事的方法就是"此地不留人，自有留人处"，一走了之。"可走到哪儿，总有这类人，就像苍蝇一样黏着你。"小李懊恼地说。

张先生和小李的行为是不是很像我们小时候过家家、做游戏？当小伙伴的做法不称自己心意的时候，就来上一句："我不和你玩了。"

至于人的一生，大大小小、各式各样的心理游戏难以计数，而我们又常在某个游戏中沉迷，即使人物和空间变换，游戏的结局却常固化难变。古希腊的神话人物西西弗斯就是这样，他因为触犯了众神，被罚把一块巨石推上山顶，而巨石太重，每每未上山顶就又滚下山去，于是他就不断重复、永无止境地做这件事。最终西西弗斯的生命就在这样一件无效而又无望的劳作当中慢慢消耗殆尽。在人生游戏中，与其重蹈覆辙，不如努力通关；与其体验痛苦，不如玩出乐趣。

2.体验有助于"活得更好"的"游戏"

游戏给了我们很多可能，让我们可以用幽默的方式去生活，可以让我们有机会体验不同角色带给我们的不同乐趣。

用游戏的态度看人生。

用游戏的态度看人生，不是游戏人生。要用理智、豁达、平和的状态去看、去听、去感受人生，用幽默化解尴尬，用快乐化解痛苦。

当用游戏的态度看人生时，我们会发现所有的坎坷都是通关的关键，所有的经历都是通关的经验，所有的难题都是通关后的乐趣。

游戏要有觉知。

身处游戏当中的人，往往少了一份觉知。虽然一再重复同样的游戏，得到同样的结果，但是往往不自知。很多人非等到游戏结束时，才会自问："为什么这种事老让我碰到？"其实这不过是我们潜意识一再发挥作用。所以活得有觉知，就要把游戏纳入我们的自我觉察之内，智慧地去实施，做游戏的主人。

游戏要懂升级。

懂得升级就是别用自己过时、已习惯的方法来继续生活。过时、已习惯的方法就像是游戏中我们仅有的通关技巧，难免会让我们经历一次次失败。只有不断升级并添加新的方法，才能让生活质量不断提升。

游戏要守规则。

游戏像打篮球、下围棋一样，有规则可循。有规则就是不逾矩，就是有尊重、有界限。就像我们可以邀请别人一起玩游戏，但是我们无法不准别人玩。所以我们在尊重自我界限的同时，要尊重他人的界限，尊重法度的界限。

游戏要投入。

投入就是不抽离。试想我们小时候玩游戏是不是全神贯注？所以投入游戏，就要全心地去生活，用心地去体验，才能有安心的收获。

游戏角色适当地变换。

变换角色可以让我们在人际互动中培养多角度思考的能力，能让我们跳出自己的框架看到更多的可能。就像在游戏中，我们既可以扮演受害者，又可以扮演拯救者；我们既可以在当孩子的时候扮演孩子的角色，又可以在当父母时体验父母的角色。

谁还没有"胆小"过

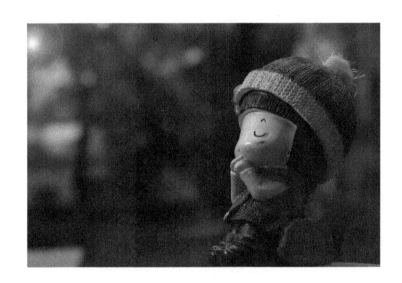

　　"胆小"，指人的一种心理状态，在这种状态下人由于过于害怕有威慑力的事物而不敢面对，以致做事畏缩，顾忌重重。

1.和家长谈"胆小"

　　对于某些人来讲，胆小等于怯懦，于是他们不允许自己、也不允许孩子有哪怕一丁点胆小的表现。可人在未知面前，谁还没有胆小过呢？

　　家长："老师好，我是一名单亲妈妈，孩子是女孩，上幼儿园中班了，以前没觉得有什么，就是从孩子上幼儿园开始感觉不对劲了。

小孩特别胆小，不能说，一说她就哭闹没完，还不喜欢与人接触。"

我："您好，我们说人的行为背后都有一份价值和意义，孩子也是如此，或许在这件事中胆小是一种能力的体现呢。"

家长："胆小也是一种能力？"

我："当我们对某件事表现得退缩不前的时候，首先给我们的信息就是这件事有可能是有一定危险性的，所以体现出来的胆小本身是一种自我保护的能力。"

家长："嗯，我明白了，不过要任其发展，不去理会吗？"

我："我觉得这倒是一个因势利导的好机会。我们看到孩子胆子小，可以先肯定一下孩子自我保护的能力。同时，在不否定她这种能力的前提下，肯定并接纳孩子所表现出来的情绪反应。"

家长："您能举个例子吗？"

我："打个比方，可以这样说：'宝贝，我看到你在这件事上有些害怕，能和妈妈分享一下吗？'然后和孩子一起看看：怕的是什么？为什么怕？有没有应对的方法？进而引导她看看：还有没有更好的方法？最后我们可以从这些方法中找出一个最佳的方法。"

家长："听您说完，我都想立即回去实验一下了。"

我："先别着急，我们上面所说的这些方法有一个前提，就是要先邀请。"

家长："邀请？我不太明白。"

我："邀请的意思就是您要先邀请孩子和您分享一下她所遇到的难题，在她同意的情况下，才开始上面的过程。"

家长："那如果她不同意呢？"

我："那您只能选择尊重她，信任她可以想到解决的办法。"

家长："那样我会急死的。"

我："您着急的心情我理解，同时咱们所说的'尊重并信任孩子有能力处理好自己的问题'是有这样三个原则的。"

家长："请讲。"

159

我： "第一个原则就是这个问题不会危害到孩子的生命安全；第二个原则是这个问题不会对其他小朋友造成伤害；第三个原则是不会妨碍到大人。如果能保证这三个原则，不知您是否愿意让孩子去尝试自己处理问题呢？"

家长： "如果能保证这三点，我觉得可以尝试，毕竟我可以放心一点。只是您说的这三点不太容易记住和把握。"

我： "其实这三点，总结一下，就是'三赢'原则。只要问题处于'三赢'框架中，就可以放手让孩子尝试着去处理。"

家长： "哪'三赢'呢？"

我： "就是'我好、你好、大家好'，也有的人把它称为符合整体平衡原则。"

家长： "我明白了，可我还是有些焦虑。"

我： "或者您可以向孩子这样表达：'我相信你可以很好地去处理这个问题，同时当你需要支持的时候，妈妈一直都在。'"

家长： "这样说感觉会好一点。"

我： "对于年龄较小的孩子，您可以从旁加以引导。当然您也可以用隐喻的方式，讲一些有关勇敢的童话故事来引导孩子……"

家长： "感谢老师，我想我有一些方法了。"

上面是我和一位家长对话的节选。从中我们可以看出，"胆小"这个常见的心理状态，除了大部分人对它的负面评价之外，其实还有很多的意义蕴含其中，需要细细挖掘。

2."胆小"里面有契机

胆小给了我们思考的机会。

就像自然界中的动物，当我们面对危险时，我们有三种本能的反应：战斗、逃跑、冻僵。冻僵就是一种假死或者胆小退缩的状态。这种状态是一种自我保护，是一种生存的状态，就像一些人在恐惧面前会发展出一种被隔离的体验一样，让自己可以不用直接去触碰那些让自己恐惧的事情。同时这个过程，也是一个停下来的过程。它让我们缩在一个安全的空间，隔着安全的屏障，可以先观察并分析一下外面的情况，找到危险在哪里，再寻找克服危险的方法，进而行动。所以胆小可以不是结果，而是过程，是勇敢行动前的准备。胆小的人至少是尊重恐惧的，也因为这份尊重，获得了自我保护的能力，减少了盲目勇敢带来的危险。

胆小给了我们培养人际交往能力的机会。

孩子与人交往能力的培养是一个渐进的过程。能力的培养需要先去尝试，然后不断地做，做得多了就会有经验，随着成功经验的积累会变成能力，能力被肯定就会成为自信。所以，孩子在成长过程中遇到问题，实际是给了家长一次引导和教育的机会，父母可以多给孩子提供安全轻松地和人交往的空间，让孩子自主地去探索，同时给予积极关注，及时地肯定表扬孩子。家长要以积极阳光的状态来潜移默化地影响孩子。

通过胆小找到人生的例外。

以前面家中有胆小的孩子为例，可以利用下面的层层设计进行询问和回应：

赞许：

> 在你讲述你的经历时，你勇敢的品质给我留下了十分深刻的印象。

找例外：

> 曾经有没有过比较自信，感觉比较好的情况？当时是怎么做到的？

现状打分：

对于现状，给自己打几分？如果只是多一分，会是怎样？可以做些什么呢？

改变一点：

如果你开始改变，那么我会最先看到你有哪些改变呢？

接受接纳：

即使现在做不到，还是可以用擅长的防御方式保护自己，你是安全的。

利用隐喻故事提升孩子的自信。

下面是我专门为胆子有点小、不够自信的孩子撰写的一篇隐喻故事，假如您希望用间接的方式帮到孩子，您可以把这个故事讲给他或她听。

不放松的松松

松松是兔子部落的发言人。他生性胆小，特别容易紧张。

"松松，你能不能讲话的时候大点声。"

"松松，你能不能抬起头，看着大家说话。"

"松松，你能不能说得流畅一点。"

"松松……"

对于自己部落的这个发言人，酋长暖暖很是无奈。她不只一次提醒松松，结果总是事与愿违。她越提醒，松松就越紧张，表现越胆小。

"我本来就是一只紧张胆小的兔子啊！"松松很委屈，"我什么时候才能变胆大一点呢？"

这一天，松松接到了一个新任务：要为兔子部落新建成的胡萝卜庄园做开幕式主持人。酋长暖暖对这次开幕式非常重视，特别邀

162

请了森林里很多有名的动物，像是沉着稳重的大象果果、说话像钟一样洪亮的老虎亮亮、走起路来呼呼带风的长颈鹿高高等。

她专门嘱咐松松："你可千万别紧张，来的都是重要嘉宾，你一定要把咱们兔子部落的风采展示出来。"

听完这些话，松松更紧张了。

为了准备开幕式主持工作，松松绞尽脑汁。

傍晚，他一个人溜达着来到了草原的边缘。

顺着太阳橙黄的光，松松望向草原的深处，一片金色的光芒渲染着绿油油的草地，在靠近地平线的地方可以远远看到有几匹小马在欢快地跑来跑去。偶尔还可以听到小马欢快的叫声。此时，微风在耳畔沙沙细语，它们温柔而有节奏地吹拂着草原上的花花草草，花草用欢快的声音回馈着。

松松出神地望着远方，他竭力想去看这几匹小马的样貌、他们身上亮闪闪的毛发、他们奔跑的每一个细节。他看得是那样仔细，以至于忘记了时间。

不知道从什么时候开始，他感觉自己的眼皮变得越来越沉重了，当他意识到睁着眼睛需要花费很大的力气时，他慢慢闭上了眼睛。

松松并没有睡着，他依然可以听到外界的声音，虽然是闭着眼睛，他依然可以在脑海中呈现那几匹小马的样子。他非常羡慕他们，因为他们是那么轻松自在。

想象当中，他感觉自己变成了其中的一员，在草原上轻松愉快地飞奔，他们彼此大声说笑，内心前所未有地轻松。

就在这时，一匹有着棕红毛发的小马芳芳对他说："你看天上的小鸟，他们每天都来看我们奔跑，他们可真是我们忠实的观众呢。"

松松朝天上望去，直到此时他才发现天上有一群小鸟在不断盘旋。他顿时开始紧张起来，不自觉地放慢了脚步。

小马芳芳很好奇，问："松松，你怎么不跑了？"

松松低下了头，小声说："我胆子很小，不喜欢有人看着我，那会让我紧张。"

"让你紧张？"芳芳停下脚步，她站在那里沉思了一会儿，高兴地说："有了，松松，你可以跟着我来做。"

芳芳一边说着，一边伸展了一下身子，然后抬起头，深深吸了一口气，之后她张大嘴巴，缓缓吐气、放松。吐气的时候，她让自己的身体松弛下来，就像是柔软的沙子缓缓落在地上。

她说："紧张就像沙子一样，当你攥紧它的时候，它就会不放松地回应你，会擦伤你的手，而当你轻柔地放下它的时候，它也会轻柔地回馈你。松松，我不知道你是不是可以让还不放松的紧张像沙子一样掉落下来呢？或许你可以带着这有一点紧张的放松去慢慢松开你握紧的手、肩膀，还有身体的每一个部位……"

松松在芳芳的指导下体验着，他的内心开始有了变化，这是之前从未有过的平静的感觉。他抬起头，深深吸气，让青草混合着阳光的香气进到身体里。他想象着身体里仅有的不放松开始慢慢落下来，尤其是当他不再用力绷着的时候，它落得更快了，他感觉身体变得很轻快，尤其是肩膀，像是放下了很沉很重的一个背包。

"松松，现在想象你站在一个很大的舞台上，下面坐满了观众，你正在自由地说你想说的话，自如地做着动作，而下面的观众在积极回馈你，他们投来欣赏的目光，他们是你忠实的观众。即使偶尔从很远的地方传来不一样的声音，也丝毫不会影响你。松松，现在深深吸一口气，在心里对自己说一句话：'我是最棒的！'松松，就让这'我是最棒的！'感觉留在你的心里吧，任何时候，当你需要的时候，你都可以在心里说：'我是最棒的！'同时，深深吸气，让青草混合着阳光的香气源源不断地进到你的身体里。"

据说，在之后举行的胡萝卜庄园开幕式上，松松自信、精采的发言赢得了所有嘉宾的赞赏，连酋长暖暖都大吃一惊。只是奇怪的是，松松不再在意别人的看法，他知道："我是最棒的！"

"乖宝宝"的背后

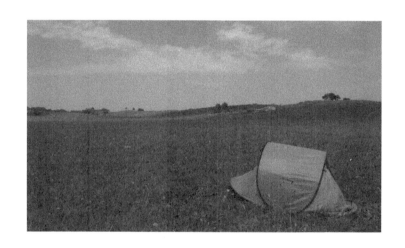

前段时间，有家长和我交流"乖宝宝"的事情，节录如下：

家长："王老师您好，我家孩子今年6岁了，不知道性格随了谁，整天调皮捣蛋，有没有办法让孩子变乖点？"

我："您指的'乖点'是什么？"

家长："就是凡事能听话，别我说东他往西，让他跑步他跳绳，让他背诗他唱歌，老是和我对着干。"

我："您的意思是让孩子顺从您的心意？"

家长："倒也不是顺从，就是多听听我这当妈的话，再说我还不是全都为他好？"

我："那您希望我做些什么？"

家长："希望您能教我一些培养乖宝宝的方法，看怎么才能把他教得乖一点。"说道这儿，这位妈妈自己不好意思地笑了起来。

1.家长想要孩子当"乖宝宝"

"乖宝宝"，常指听话、顺从的孩子，"家有乖宝"是很多父母的期望。为什么家长们都喜欢乖宝宝呢？

"宝贝乖，别哭了。"

"去幼儿园要乖一点。"

"宝贝，今天在学校乖不乖？"

这些使用频率颇高的口头语无不和"乖"字挂钩。很多家长喜欢乖宝宝，究其原因有以下几点：

"乖宝宝"满足了家长的虚荣心。

家有乖宝，走哪儿都文文静静，他人看在眼里，都会竖个大拇指："您家这孩子真乖，您是怎么教育的？"这一夸一问，能激发大部分家长的虚荣心。

"乖宝宝"减少了家长的焦虑心。

试想家有捣蛋包，估计很多家长会焦虑，先不说自家孩子磕着碰着，单单是否会影响其他小朋友，就是个不小的担心。所以为了减少自己的焦虑，很多家长宁可自家的孩子乖一点，至少别四处去捣乱。

"乖宝宝"免除了家长的管教心。

乖宝宝很听话，家长说什么都照做。顺从大人的心意，看到自己喜欢的东西、爱玩的玩具，只要家长不同意乖宝宝就会听话放弃，大大削减了家长管教孩子的时间，解放了家长。

因此，在一定意义上说，乖宝宝符合家长的需求，是家长需要乖宝宝，而不是宝宝真想乖。

2. "乖宝宝"有时要不"乖"

那"乖宝宝"真的好吗？

翻阅典籍，我们发现，"乖"字的本义是"违背"，如《楚辞》"吾独乖剌而无当兮"，大意是说：我独与时相违不容于世。现在有"行为乖张""性格乖戾"等用法。可演变至今，"乖"字有了完全不同的含义，现在的"乖宝宝"竟然成了"乖巧的宝宝"！

仔细观察后，我们发现一些有趣的现象。

"乖宝宝"要与众不同。

如果沿用"乖"字的本义，"乖宝宝"可以是"与众不同的宝宝"。家长本来完全可以放手让孩子独立去发展个性，只需维护好外围安全的空间。

在这个世界上，相同的东西都是批量生产的商品，孩子却不可能完全相同，哪怕是双胞胎，外貌看上去一模一样，性格却不同。所以"乖宝宝"并非听话照做的"傻宝宝"，而是要有自己的个性，有自主性，是一个独立的宝宝。

现在很多孩子乖得过分，已经不是安安静静，而是唯唯诺诺，这样就失去了孩子的本性，一不小心就会长成家长全包办的"妈宝男"或"妈宝女"。

"乖宝宝"要学会表达。

很多乖一点的孩子，在家长不断夸奖"这孩子真乖"之下，为了守住这份"乖"的荣誉，开始学会了压抑自己和讨好别人。长此以往，乖孩子便在这种压抑当中出现了心理问题。过分乖的孩子，更应学会表达自己内心的需求，学会表达情绪的方法。

对于孩子的培养，要契合各个年龄段的心理发展特点，不要拔苗助长，亦不能错失良机。就像有句话说的："其实每个孩子都是一朵花，只是花期不同，勤奋努力，静待花开。"

换视角看古今

正念在生活当中，生活当中处处有正念。从醒来的那一刻起，正念便开始了，如我们可以花一点时间，通过对身体、思维的觉知开始一天的生活。

迷人的"时间"

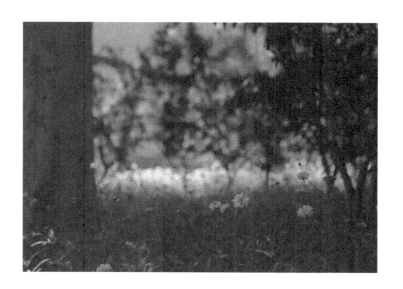

"时"是一切事物变化发展所经历的一个不间断的过程。把"时"分段，形成间隔，就可以被我们有效观察、管理。"时间"，就可以记录日常生活中事件的发生次序。

1. 感受时间的形态

唐代韦庄曰："但见时光流似箭，岂知天道曲如弓。"把时光比喻成飞箭。《庄子·知北游》云："人生天地之间，若白驹之过隙，忽然而已。"把人一生的时间比喻成白马飞过。宋代高登说"日月如梭"，把时间比喻成上下穿梭。这些描述，让我们对时间有了形象的认识。

假设现在请您想象一下，您认为时间像什么呢？如果可以把时间具象化，它会以怎样的形象出现在您脑海里呢？您会怎样对待它呢？

或许有的朋友会说，时间像沙漏，在指尖缓慢流逝；有的会说，时间像一条一去不返的隧道，蜿蜒向前；有的会说，时间像缓缓流淌的长河，奔流不息；有的会说，时间像吹过脸庞的微风，难以触摸；也有的可能会说，时间就像耳旁刮过的风，呼啸而过。

对于时间，认知不同，感受就不同。做喜欢的事，感觉时光飞逝；处理不喜欢的事，就觉得度日如年。基于这样的原因，假若我们可以改变对于时间的感受，就可以调整我们和时间的关系。

有这样一个例子：

> 一位妈妈总感到心情焦虑，身体有明显的症状。请她描述一下，她说："感觉时间把我前前后后、左左右右紧密包裹着，尤其是未来的时间，就像是贴在我的眼前，每天只要一睁眼，就感觉全都是事，各种各样的，但又分辨不清，整个人都压得喘不过气来。"
>
> 这位女士和时间的关系有点紧张。她感到未来的时间离自己太近，表示她内心在以一种急迫的方式安排时间。
>
> 在接下来的谈话中，我请她在想象当中，把未来的时间推远一点，拉长一些，让未来朝向更远的地方延伸。这样一来，在她的潜意识当中，她和时间的关系可以不像以前一样紧张，而且可以留出足够的时间去完成未来的事情。
>
> 之后我请她把过去、现在、未来的时间理顺一下。如可以把过去的时间放在某个位置上，接下来依次是现在、未来。这样做，是为了让她可以把内心杂乱无章的时间梳理清楚，而不再像以前一样把她紧紧包裹，拉扯在一起。调整完之后，这位女士反馈说："轻松了很多。"

由此可见，人对于时间的感受有时候会影响生活，影响情绪状态。对时间的调整，就是对认知的调整，是一种隐喻。当时间观改变了，人对时间扭曲的认知会发生改变。我们可以对当事人自己所创造的时间形态进行调整，激发更多的领悟，进而改变生命状态。

2.改变时间形态的方法

接下来，介绍一个我总结的改变时间形态的方法，可以帮我们改变对于时间的观感，处理一般性的有关时间的问题及解决一般情绪压力问题，可以按照以下步骤进行调整：

第一步，时间遐想。

时间遐想，没有任何的限定，您尽可以充分调动视觉、听觉、触觉，让时间呈现出来。可以是视觉的画面（对于大部分人来说，时间可能会以视觉画面的形式呈现出来），可以是声音，可以是一份感觉。

以视觉画面为例，请看一看自己的时间是什么样子。

首先，调整呼吸，充分放松身体。然后，插上想象的翅膀，去畅想一下自己的时间：过去、现在、未来的时间，假如可以具象化，时间像什么呢？在这段想象中，如何区分哪些是过去，哪些是现在，哪些是未来呢？

第二步，测试关系。

想象自己"站在外面"，像一个旁观者一样看着时间：它是什么样子的？它的大小、形状、颜色、清晰度、远近如何呢？这些可以直观呈现出我们内心对时间的看法以及我们同时间关系的远近亲疏。

以视觉为例，我们在呈现出有关时间的景象之后，可以按照视觉记忆元素对体验者进行一一测试并加以确认。如一位男士看到的时间是"一条时光隧道"，他正身处时光隧道，过去在他的身后，他身处的位置就是现在，而未来在他的正前方。当询问他有关时间的颜色、亮度时，他描述道："整个时光隧道没有任何色彩，除了未来有一点亮光，过去非常黑暗，就像要吞噬自己的深渊。"从反馈结果看，他同时间的关系不佳，尤其是和过去时间的关系，因为"过去非常黑暗，就像要吞噬自己的深渊"，这带给他很多恐惧和担心。我让体验者在想象中对色彩和亮度两个记忆元素进行调整，首先让他给过去加一点亮光，然后再为未来添一点色彩。非常奇妙的是，经过简单的调整，他就反馈："恐惧减少了。"

第三步，和时间"对话"。

我们可以和时间"对话"。对话的过程，就像和人对话一样。我们可以从以下几个位置展开：

①我的位置，从自身的角度自由地表达。

②时间的位置，从对方的角度进行换位思考。

③第三方的位置，从觉察的角度，以整体的观点拿到一份领悟，同时可以分别给自己和时间一些建设性的意见。

④智者的位置，从多年以后成了智慧老人的角度，拿到一份智慧。

⑤时间尽头的位置，来到生命的尽头，回望自己和走过的时间，拿到一份生命的智慧。

心理视角看"巫祝"

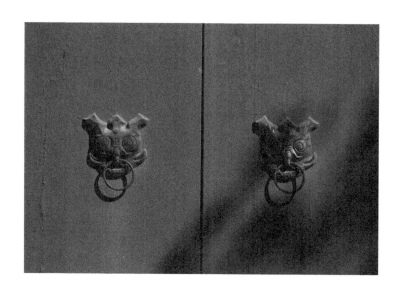

有这样一个故事：

黄帝和蚩尤在涿鹿大战。这一天清晨，黄帝遇到了难处。

蚩尤善于使用刀、斧、戈作战，不死不休，勇猛无比，而且竟然还有八十一个像他一样勇猛善战的兄弟，有九个比他年轻骁勇的儿子，当然还有数千名誓死追随他的族人。

涿鹿郊野迷雾笼罩，蚩尤稳坐帐篷中。他知道，对手难以走出这片土地了，因为这里丘陵起伏，沟壑纵横，群山环绕，再加上这滚滚浓雾……想到这儿，蚩尤竟有些开心了，打了多年仗，终于要分胜负了。

黄帝眼见着出去探路的族人一个个消逝在迷雾中，而剩下的人士气低落，有些头疼。天色还有些昏暗，再加上迷雾的干扰，虽有火把的照耀，可他依然看不清族人的脸，他知道，这时的他们都心怀恐惧。

难道蚩尤真的会呼风唤雨吗？难道上古神兵真的在他手中吗？据说那把用天外陨铁打造的兵器具有呼风唤雨的能力。这三日不散的浓雾，真的是他呼唤来的吗？

黄帝知道，对手实在是太强大了，但是高昂的士气才是决一生死的关键。"或许这就是最后一战了。但决不能败，因为如果败了，部落就……"想到这儿，他下定决心，让仓颉把"他"找来。

"他"就是巫祝。

上古先民缺少对自然及自身的科学认识，风雨雷电、日月星辰都足以让他们心生敬畏，而对于生老病死、山川河岳，他们认为都有鬼神主宰。巫祝就是专门沟通神灵和人类的人。之前，黄帝常常请巫祝占卜祭祀，以便答疑解惑。

这次也不例外。巫祝被请来了，他神情凝重。他深知肩负重任。在这生死存亡的关头，他决定举行一次前所未有的祈祷求福仪式。

上面的故事是我整理出来的，借此引出下面的话题——巫祝。

现在看来，"巫祝"具有浓厚的迷信色彩，这是需要批判的，但是能成为巫祝绝不是一件容易的事。"巫祝"需要通晓天文地理，精通人情世故，能借助"与鬼神相通"而影响教化众人。上古时期一些部落的首领亲自担任巫祝。

"巫祝"的工作需要一套完整的流程来完成，如需要特定的装扮、特定的手势、特定的步法、特定的咒语、特定的环境等。"巫祝"使用的方法有些类似于现在的心理疗法，可以说"巫祝"利用了一些心理效应。

1. "巫祝"是人类懵懂阶段的产物

原始社会，科学知识缺乏，医学不发达，对于很多的自然现象、对于身心的疾病都没有合理的解释和应对的方法。作为部落中掌握知识较多的精英分子，"巫祝"向神灵祈福，希望获得神秘力量来预测未来、治疗疾病，所以那个时候的"巫祝"其实是兼具多种职责。

随着社会的发展，医从巫中分离出来，易逐渐为科学的预测手段所代替。西周时期医师已经和"巫祝"分开，"巫祝"划入春官，医师归于天官。《史记》记述了扁鹊的"六不治"，明确指出"信巫不信医者，不治"，意思是说，相信巫术而不相信医术，疾病就不能痊愈。

2. "巫祝"中的心理效应

"巫祝"并不能真正治"病"，但是"巫祝"可以通过治"心病"而影响到治身体疾病。

"已知快乐，未知恐惧"效应。

对于熟悉、熟知的，人会感到安心和快乐；对于未知的、无法解释的，人会感到恐慌和不安。这就是"已知快乐，未知恐惧"原则。

先古时期，当疾病发生时，尤其是未知的疾病发生时，人的内心会因为无法解释而感到恐慌，这时"巫祝"就起到了解释的作用，把它们都归于神灵惩罚，甚至有时候归于不同的神灵惩罚，分门别类地去解释。这样一来，"未知"变成"已知"，病人虽然未愈，但心理负担减轻了，这本身就有助于症状的缓解。

安慰剂效应。

病人虽然获得无效的治疗，但是病人"预料"或"相信"治疗有效，病人就会感到症状得到缓解，这就是安慰剂效应。

从本质上来看，患者对于巫术是否生效的反应大部分是由他们的期待所决定的：如果相信这是有效的，它就是有效的，而不管事实上是否真的有效。

心理暗示。

当有了解释和相信之后，在心理负担减轻的基础上，"巫祝"会基于"神灵惩罚"这种假设，利用所谓的符咒、法术来进行治疗。这时运用的就是我们现在所说的心理暗示。"巫祝"通过一些手段让病人想象巫术是有效的，这起到了积极暗示的作用，在病人完全"相信"的基础上，这种作用被尽可能地放大。

3.巧建心锚

现代人可以辩证看待"巫祝"现象，汲取当中的积极因素。巧建心锚，就可以通过积极的心理暗示，增强自信。

第一步，要选择一个锚。

心锚是心理的条件反射，是锚和心的链接。

锚可以是可视的，也可以是可听的、可触的，可以说万事万物都可以成为锚。如：皱一下眉，这个对自己来说是个触觉锚，而对于他人来说就是个视觉锚；看到绿色的物品，这就是视觉锚；听到别人叫自己的名字，这就是听觉锚；握一下拳头、整一下头发，这是触觉锚。这里需要注意的是锚一定要独特。

第二步，当锚设定好之后，要选择锚所连接的心。

心锚中的心，一般是指强烈的情绪状态，越强烈，下次启动时效果越好。当然这个情绪一般是正向的积极的感受。如我们可以依照强烈程度找出人生经历当中感到自信的三件事情，把它们分别称为A、B、C。

第三步，把锚和心连接在一起。

这里注意的是要把握时机，一定要在情绪到达顶点的时候设置心锚。如可以先想象第一件事情A，闭上眼睛再次经历当时的事件，充分去取得那份自信的感觉，当体验到那种自信的感觉时，使劲吸气，强化感受，感觉最强时，安装锚（如握紧拳头）。待平静下来后，马上进入第二个事件B、第三个事件C，步骤同上。

第四步，进行未来测试。

事件B、事件C依次处理完，心就可以和锚连接在一起了。这时可以进行未来测试，如去握拳看看自信是否能感受强烈。倘若做完三步后，感觉自信状态还不够，可以重做一遍。

"佛系"人生

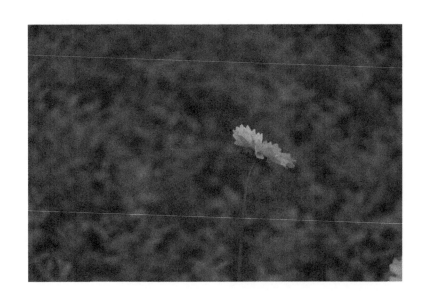

　　前段时间有年轻人来访，见面就对我说："王老师，您怎么看待我这个'佛系'青年？"乍听之下，我一脸迷惑，因为"佛系"这个词我还是第一次听人说起。在交流中，年轻人向我说起他的"佛系"人生。

　　原来在生活中，他是一个"随缘不攀缘"的人，对什么都抱着"无所谓"的态度，用他的话说就是"与其做不到、太辛苦，不如降低自己的期望值"。如考研考不上了就先工作，工作找不到如意的就先找个地方锻炼锻炼能力，恋爱寻不到合适的就先单着，反正一切都不急不躁、顺其自然。

乍听之下，感觉这位年轻人心态蛮好，不争不抢、徐徐前行。后来翻阅资料，再看他这为人处世的方式，还真是个"佛系"青年。

不过就是这样一位"佛系"青年，现在遇到了苦恼。他的"佛系"，让他的父母倍感操心，少不了唠叨。本来"佛系"的他开始动摇："到底谁说得对，又该听谁的呢？我也知道爸妈为我好，可我改不了这'佛系'性格，您说我该怎么办？"

1.辩证看待"佛系"

"佛系"，流行的网络用语，常指追求内心平和、淡然的活法，是一种低欲求并注重当下尽人事听天命的生活态度。"佛系"之人做事情喜欢按照自己的方式和节奏去做。由此可见，"佛系"有积极面，但也有需要注意之处。

"佛系"的人生，标准要契合。

随着时代发展，现代人的生活节奏日趋加快，从孩童起我们就背负了过高的期望。很多望子成龙、望女成凤的家长为了不让自己的孩子输在起跑线上，从幼儿园起就为孩子准备了各种"班"，及至年长更是各种"补"。不过这样一来，反倒补的家长放不下心，补的孩子喘不过气，而这一切的根源都是高期望、高要求。

说到这儿，可能有人会提意见："高期望、高要求难道不对吗？自家的孩子自己疼，我这还不是为他/她好。"这意见提得倒也理直气壮，只是以"我都是为你好"的名义给孩子的期望真的是孩子需要的吗？这种好真的能让孩子好吗？

其实，说到底，无非还是为了"自己好"，是以爱的名义去控制孩子。这种控制的结果大多只能是失败，而失败就会失望：对他人的"不听话"失望，对自己的"无能为力"失望。

"佛系"的人生，标准要契合，是指对孩子各方面素质综合考量后的"量体裁衣"，是同孩子充分商讨后的尊重，使其更切合实际的人生目标。有人提出：幸福感是衡量人生的唯一标准，是所有努力的最终目标。其中影响我们幸福指数的则是期望值是否准确，过高或过低的期望值都会让人陷入痛苦与焦虑当中。

　　◆　**"佛系"的人生，是积极乐观的状态。**

　　"佛系"不是消沉，而是从容不迫地应对；"佛系"不是消极逃避，而是合理欲求的积极转化；"佛系"不是浑不着意，而是云淡风轻地走心。

　　有这样一个故事：

　　　　轮船遭遇狂风，众人都在惊慌中，一位老奶奶却唱起歌谣。众人均感愤慨："这种关头还唱什么歌?!"老奶奶解释说："与其慌乱，不如镇静。风平我便可安全归家见儿女，反之我便可去见去世的老伴，两者都好。"

　　这篇故事便是"佛系"人的态度：遇事保持乐观心态，从积极乐观的角度去看、去想。

　　所以，"佛系"的人是快乐的，不争不抢，不苛求，不计较，随遇而安；"佛系"的人是正念的，立足现在，不急不躁。而"佛系"并非简单的"无可无不可"，而是活在当下稳扎稳打，是做好人生减法后的聚焦状态，是每天不懈地努力坚持。

　　2. "佛系"人生法

　　下面结合"佛系"这个词语，为大家介绍一个我总结的心理学小技巧，我把它称为"'佛系'人生法"。

　　依我看来，"佛"的"亻"代表人，"弓"代表路径，"丿"代表现状，"丨"代表目的，"系"字则代表关联。"佛系"，连起来就是现状和目的之间的关联。我认为，当陷入不知所措的困境中的时候，就可以使用这个方法。

第一步：立足于人（"亻"）。

立足人本身，就是知道：我是谁？我在哪里？我在做什么？我所做的是我想要的吗？我应该是怎样的一个人呢？我还可以成为怎样的人呢？我认为最重要的是什么？我最在乎的是什么？我在做什么？我能做什么？我还可以做什么呢？

第二步：厘清关联（"系"）。

关联是目的和现状之间关系的评估，是让我们明确：为什么要达成这样的目的？为什么会希望过上那样的生活？为什么会想要做那样的事？成为那样的人，过那样的生活，做那样的事，会给自己带来什么样的感受？

第三步：明确目的（"丨"）。

明确目的，就是知道自己要去哪里，是对自己人生清晰的认识，就像我们前面所讲，要有契合自己人生的目标，这个目标不大、不小，是对自己充分认知后确立的。

第四步：理清现状（"丿"）。

理清现状，就是"知己"，就是知道自己现在在哪里，是对自己人生的准确定位。举个例子：目的是建房子，就要知道自己现在有多少砖瓦木料，有多少水泥沙石。

第五步：找到路径（"弓"）。

路径是由此及彼的道路，是从现状到目的的途径。找到路径，就要清楚路途中有什么资源可利用，有什么阻碍要清除。

"冥想"的智慧

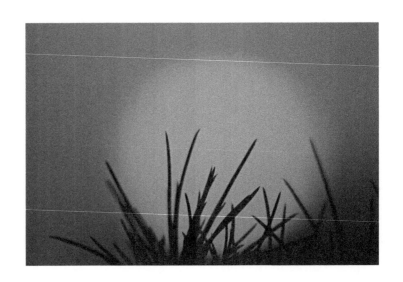

在授课中，经常有学员问起"冥想"。

1.什么是"冥想"

"冥想"指深沉地思索和想象。

　　"冥想"与医学相联系，有"心灵的治疗""心灵的药物"之意，是通过精神的训练治疗心灵，使心灵得以净化的方法。

"冥想"类似进入一种"空"的状态，空掉痛苦，空掉执念，可以感受幸福快乐。史蒂夫·乔布斯在传记中曾经说：

如果坐下来静静观察，你会发现自己的心灵有多焦躁。如果你想平静下来，那情况只会更糟，但是时间久了之后总会平静下来，心里会有一片空间让你聆听更加微妙的东西。这时候你的直觉开始发展，看事情更加透彻，也更能感受现实的环境。你的心灵逐渐平静下来，视野极大延伸，你开始看到之前看不到的东西。这是一种修行，你必须不断练习。

冥想的好处非常多，如提升专注力、创造力，缓解焦虑、防止抑郁复发、减轻痛苦，改善情绪、提高人对不良感受的耐受性，加强免疫系统功能，促进身心健康，等等。

2. "冥想"的实施

"冥想"时要注意：①可以用呼吸放松作为准备；②巧妙地利用渐进式放松可以让身体放空，进而为头脑放空打下基础；③如果有很多念头浮现，只需像个旁观者那样，看着它们，同时相信它们可以来，也可以离开。

"冥想"有很多种：①有将注意力放在某个特定事物、内心图像、身体感觉上的聚焦冥想；②有将意识放空、单纯觉察的开放冥想；③有心存或散发正向意念，增加对情绪的觉察、增加内心幸福安宁的慈悲冥想等。

下面介绍几种聚焦冥想的方法：

观呼吸。

观察自己的呼吸，不必有意去改变呼吸的方式。

如果是深呼吸，你就觉知它是一次深呼吸；如果是浅呼吸，你就觉知它是一次浅呼吸；如果是粗呼吸，你就觉知它是一次粗呼吸；如果是细呼吸，你就觉知它是一次细呼吸；如果是热呼吸，你就觉知它是一次热呼吸；如果是冷呼吸，你就觉知它是一次冷呼吸；如果呼吸经过你的左鼻孔，你就觉知它经过你的左鼻孔；如果呼吸经过你的右鼻孔，你就

185

觉知它经过你的右鼻孔；如果呼吸同时经过两个鼻孔，你就觉知呼吸同时经过你的两个鼻孔。

如果感觉内心的念头比较多，不用去做任何的判断、分析、联想，如实观察即可。

当然也可以把注意力放到自己呼吸的次数上，采用循环数数的方法：每次呼吸算一轮，然后数一个数字。从1一直数到20，再从20数到1，如果忘了数字，说明念头跑了，觉知之后，再次从头数数，就会回到当下。

观外物。

观外物就是将注意力凝聚在某个外部感官体验中。

可以睁着眼睛，在保持头部正直的情况下，目光略向上，集中注意力于高于眉心的一个物体上，可以是一张图，也可以是烛光。尽量保持眼前的事物简单明了，以免分心。尽量不眨眼睛，全神贯注地凝视，直到眼睛疲惫，眼皮开始变得沉重，眼睛开始变得越来越酸，开始流泪，就闭上眼睛，放松。闭上双眼之后，继续想象那张图或烛光在眉心之间，心中仍想着那个影像，保持平顺的呼吸。

内观。

内观就是观察自己的内心。方法有很多，其中比较简单的就是凝神观想，把注意力集中于身体内部的某个感受上。

浅谈"正念"

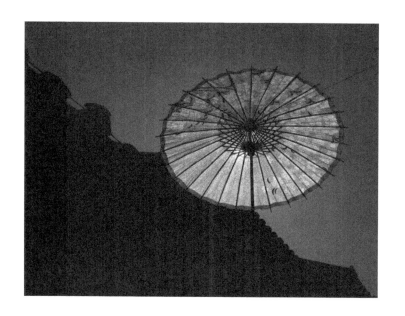

　　"正念"，有些人以为就是正确的念头、正确的观念或者正能量，甚至把它和"邪念"对比。

　　在心理学上，"正"表示不偏不倚，表示正在进行，并非正确与否的意思；"念"是一种专注且稳定的心理状态，是指把想法等固定在某个对象上，专注地去观察。"正念"是不加评判地觉知当下的一种能力，是与专注力和觉察力相结合的一种心理特质。

　　例如：当吃饭时，我知道自己正在吃着某种食物，吃饭就是生命中最重要的事；当我走路时，我知道自己正在走路，走路就是生命中最重要的事；当我听音乐时，我知道自己正在听音乐，听音乐就是生命中最重要的事；当我呼吸时，我知道我正在呼吸，呼吸就是生命中最重要的事；当我看景色时，我知道我正在看景色，景色就是生命中最重要的事；当我想事时，我知道自己正在想某件事，想这件事就是生命中最重要的事。这些例子，其实就是"我知道我在做什么"，同时不带任何的评判，因为此时此刻便是生命中最重要的事，是活在当下的状态。

有这样一个故事：

小和尚跟随禅师在山上修行，时间一久便心生苦闷。禅师看在眼里，却不点破，依然像往常一样，带着小和尚游山玩水、踏青采药。这时正值四月，漫山遍野春意盎然，花开，燕啼，柳丝，溪流，春风……禅师置身于天地间，心中无限惬意，而小和尚在游玩中苦闷略减。

傍晚，天色渐暗，禅师带小和尚回到庙宇，四周的一切被黑暗淹没，此时的寺庙更显孤单。小和尚心中的郁闷再次变得浓重。

这时，禅师开声道："你且去打开庙门，看看外面的光景。"

小和尚开门，说："师傅，外面没有一丝光亮，一片黑暗。"说到这儿心里更感孤苦。

禅师捻须笑道："还看到什么吗？"

小和尚看了看没有星光的天空，叹道："师傅，什么也没有了。"

"不"，禅师说，"外面，花开，燕啼，柳丝，溪流，春风……一切安在。"

是啊，当人活在当下、保存正念的时候，便一切安在。

所谓正念，是专注且觉知的状态。

专注，意味着去繁从简，是从纷扰的心绪中回归简单自然的一种状态。当我们的头脑习惯于寻求"刺激"，常常为过去、未来的事情所吸引的时候，回归当下和此时此刻是保存正念的第一步。

这样做可以让我们的注意力从散射光汇聚成集束光，就像是心灵的放大器，可以放大我们所聚焦事物的功效。

觉知就是我们说的"观"，观呼吸，观海浪的声音，观身体的感受，观照情绪，观照所有升起的念头，等等。同时，"观"不等于要知道"该如何"，"该如何"是一种思考、一种评价，而观只是观照，换种说法就是，完全地接纳当下正在发生的事情。所以觉知就像是放大镜，可以协助我们看清、看透一切人、事、物的真实样貌，同时放大镜的镜片是清澈透明的，而不是有颜色的。任何有色镜片都是带着评价和评判的，会让我们陷入自己的预设当中，而不预设才能够真透彻。

所谓正念，是不偏不倚的状态。

不偏不倚就是没有分别心。对一切发生的事物都平等地去看、去观照，全然地接受和接纳。

不偏不倚就是不分析。分析就会有好坏的判断，而不分析不代表不辨是非，而是可以如实去看。

不偏不倚就是不妄下定论。不妄下定论就可以让我们动态地去看、去观照万事万物，让我们可以具备洞察事物本质的能力，同时不轻易地贴标签、下定义。

所谓正念，是有念，不是无念。

有些人认为，正念就是没有了念头，可真没了念头人会怎样呢？或许这个世界上只有一种人是没有念头的，那就是死去的人。正念本身也是一念，所以正念是有念，不是无念。

在某种意义上，正念也可以理解为对注意力的良好控制，这一点和催眠有点类似，因为催眠也是以集中注意力和良好地控制注意力为目标的，唯一不同的是，正念是接纳，而催眠是利用。

用正念开启一天的生活。

正念在生活当中,生活当中处处有正念。从醒来的那一刻起,正念便开始了,如我们可以花一点时间,通过对身体、思维的觉知开始一天的生活。在刷牙的时候、沐浴的时候都可以观照自己的头脑,看它是否已经开始思考、预设未来的生活,如果是的话,我们可以和缓地把意识带回当下,体味一下牙膏在口腔中的味道,感觉一下牙刷刷牙齿的感觉,闻一闻洗面乳的香味,聆听一下水管中水流动的声音等。即使意识到自己没在当下也没关系,因为当觉知到这一点时,你就已经回归当下了。

勿忘"初心"

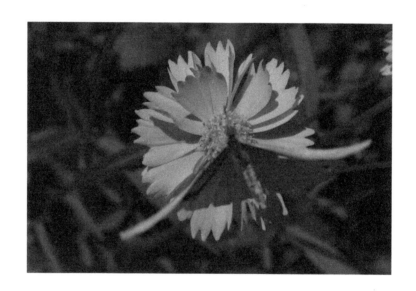

　　"初心",指做某件事的初衷、最初的心愿。唐代白居易《画弥勒上生帧记》说:"所以表不忘初心,而必果本愿也。"大意是说时时不忘记最初的心,最终一定能实现其本来的愿望。据传这是"不忘初心"四字成语的出处。

191

1."初心"那些事

　　那"初心"到底是什么?为何要"不忘初心"?

　　晋代陶渊明,在家境贫困、入不敷出的情况下,仍然不与腐败官场同流合污。当郡守派督邮来视察时，县吏对陶渊明说，应当穿戴整齐、恭恭敬敬地迎接。陶渊明说："吾不能为五斗米折腰，拳拳事乡里小人邪！"于是交还印绶，离开县城，写了《归去来兮辞》，最终实现了醉心于田园、寄情于诗书的理想。

南宋文天祥，本是文官，为了反对侵略，抗元救国，拿出自己的家产，招募三万壮士组成义军，走上战场。遭俘后，拒绝多次劝降，留下"人生自古谁无死，留取丹心照汗青"的诗句，最终实现了舍生取义的理想。

当代金庸，只因在刘邦废立太子的事情上不甚清晰，八十九岁高龄的他坚持投到袁行霈教授门下学习古代文学。当被人问起时，他说，他从小就喜欢徜徉于书海，这成了他一生的愿望。生有涯，学而无涯，初心让他学会清零，像一个新生儿一样永远充满好奇，从来不会感觉到年龄的苍老。

上面这些人都有一颗初心，他们从未忘却初心。

"我想当一名医生，可以救很多的人。""我想当一名老师，可以懂很多知识。""我想当一名飞行员，可以飞得很高。"小时候，我们都有过类似的梦想和初心。总有一些人，会一直坚持，即使到处碰壁，遍体鳞伤。

电影《银河补习班》中一个分数垫底的孩子，就因为爸爸一句"只要你一直想，一直想，就能做好地球上的任何事"，最终他不仅逆袭成学霸，还被点燃梦想，最终成为一名宇航员。

作家保罗·科埃略在寓言小说《牧羊少年奇幻之旅中》写道："当你真心想要去做成一件事情的时候，整个宇宙都会联合起来帮助你，为你让路。"这就是初心的力量。

因此，初心是一种坚持，是"不经一番寒彻骨，怎得梅花扑鼻香"的寂寞，是心性如磐石、不为外界所动的坚忍，是不管什么都无法阻挡自己通向梦想的坚定。

2."初心"的特征

"初心"，一颗动起来的心。

凡是具备初心的人，都有很强的动机。这动机就像行动的发动机，一直运行，才能持久。所以，我们有了初心，就要借助这持续的、有方向性的内部动力而不断前行。

唐代玄奘西行求法，进入沙漠，上无飞鸟，下无走兽，草木不生，风卷沙石，枯骨遍野，野兽凶恶，他几度迷失方向，数度濒临绝境，但他终以"宁向西天一步死，不向东土半步生"的强烈动力，忍饥挨渴，战胜种种磨难，完成大愿。

"初心"，一颗坚持的心。

有这样一个故事：

> 有一城里人，去乡间参观，见地里瓜果长势很好，于是询问耕地农民是用什么法子把瓜果种得这样好。农民答："方法很简单。只要把泥土翻松，整平，浇上粪水，撒上种子，瓜果便会生长。"城里人回来后，辟了块地，依言照做。可是过了一段时间，瓜果没有长势喜人。于是他又去找那位农民，问为什么按所教之法却未能有相同效果。农民答："坚持。"

的确，有了初心，还需坚持。坚持就是遇到困难不怀疑，遇到难处不踌躇。坚持下去，终有收获。

"初心"，一颗平常心。

平常心，是困难关头的沉着与冷静，是荣誉面前的谦虚与平和，是诋毁面前的自信，是危险面前的勇敢，是诱惑面前的纯净，是复杂面前的简单，是愚痴面前的智慧。平常心不是消极遁世，而是让我们可以用平常心观不平常事。

后 记

　　写这本书的间歇，我去了山东沿海地区。这是一次说走就走的旅行，从决定到出发仅思考了很短的时间。

　　到达时已是黄昏。汽车静静地驶入海岸，海的气息扑面而来。侧头向外望去，外面的世界依然深邃悠远，透过橙黄的金光，隐约可见浪的波动。

　　暮色渐浓。在松软的沙滩上，我和几位同伴席地而坐，几番感慨后，便倾壶而醉。品着香醴，望向远处的海，山光海色，秀丽如画，心中不免感慨，也许在很久很久以前，曾有人像我一样坐在这片沙滩上，欣赏眼前美景，聆听惊涛拍岸。

可河山怎会如故？也许再去的时候，就是另一番繁华的景象。比较而言，文字的生命会更长久一些，承载它的书便是最好的证明。

从2000年开始，每隔几年我便会想要去写一本不同类别的书：2003年的人物传记，2012年的心理推理小说，2017年的心理学普及读本《一字一心理》，再到今年兼顾普及和实用的《一词一心理》，仿佛内心总有一些未完成的东西在推动着我，不断向前。我把这称之为"成长的留念"。

写作的时间，多在工作之余的深夜。我会准时坐到电脑旁，敲着键盘，让一声声清脆的声音在房间响起。这个时候，过往的经历会不断涌现脑海，其中包含着笔耕不辍的汗水、无处下笔的煎熬和对烦琐事务的各种复杂体验，唯一不变的是我对心理学从未改变的挚爱。

当您阅读到这里，就到了说"再会"的时候。曾有人说，每一次告别，都要用力一点，再用力一点，因为永远不知道下一秒人生会在哪里转弯，永远无法预测下一个十年是否有缘再见。但我希望这次道别，是我们再相会的开始。

后会，不一定有期，但我会珍惜每一个相聚的时刻。

王　可
二〇一九年春